いびき!? 眠気!?
睡眠時無呼吸症を疑ったら

周辺疾患も含めた、
検査、診断から治療法までの診療の実践

宮崎泰成、秀島雅之／編
（東京医科歯科大学快眠センター、快眠歯科外来）

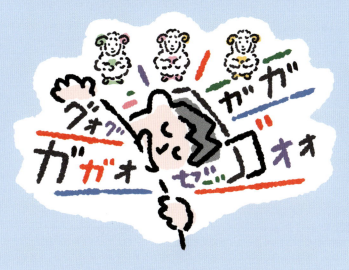

謹告

　本書に記載されている診断法・治療法に関しては，発行時点における最新の情報に基づき，正確を期するよう，著者ならびに出版社はそれぞれ最善の努力を払っております．しかし，医学，医療の進歩により，記載された内容が正確かつ完全ではなくなる場合もございます．

　したがって，実際の診断法・治療法で，熟知していない，あるいは汎用されていない新薬をはじめとする医薬品の使用，検査の実施および判読にあたっては，まず医薬品添付文書や機器および試薬の説明書で確認され，また診療技術に関しては十分考慮されたうえで，常に細心の注意を払われるようお願いいたします．

　本書記載の診断法・治療法・医薬品・検査法・疾患への適応などが，その後の医学研究ならびに医療の進歩により本書発行後に変更された場合，その診断法・治療法・医薬品・検査法・疾患への適応などによる不測の事故に対して，著者ならびに出版社はその責を負いかねますのでご了承ください．

序

　本書を手にとっていただきありがとうございます.

　社会構造の変化とともに24時間社会となり久しいこの頃でありますが, 睡眠障害は本人の健康を害するだけでなく, 大きな社会的問題となっていることは明らかであります. 世代を超えた国民病とも言われております. 国内ではおよそ5人に1人は睡眠障害とされ, 日中の生活機能障害が問題視されています. この障害による国内の経済的損失は実に3兆円を超えるという統計もあり, その対策は国民の健康問題としてだけでなく, 日本経済にとっても早急に解決されなければならない課題です.

　一方で, 睡眠障害のなかでも睡眠時無呼吸症は成人の2〜4％を占める疾病で, 日中の激しい眠気のため社会生活に大きな影響を及ぼすとともに, 無呼吸とそれに伴う低酸素血症および睡眠の断片化が原因となって, 高血圧, メタボリックシンドローム, 心血管障害や脳血管障害を合併します. 社会資源の損失であるだけでなく, 本人の健康や生命に大きな脅威を与えています.

　このような現状を解決するため, 快眠センターが2009年11月に東京医科歯科大学医学部附属病院においてスタートいたしました. また, 3年後の2012年10月に同歯学部附属病院にて快眠歯科（いびき・無呼吸）外来が発足しました. 医科（呼吸器内科, 精神神経科, 耳鼻咽喉科）と歯科（快眠歯科, 顎関節治療部, 義歯外来, 総合診療部, 歯科技工部）が連携して診療に充たっていますが, 快眠センターが発足する以前の2009年10月19日より診療連携を深めるため, これらの診療科が集まって快眠センター会議を毎月開催しています. この会議での討論によって, 診療における勘どころや連携診療を成功させるヒントが具体化することも少なくありませんでした. 本書はそのエッセンスを詰め込んでおり, この会議内で討論された疑問や議論が本書の前半の「Q&A」に, 症例検討が後半の「診療の実践」パートに反映されています.

　本書の作成に際し, ご協力いただきました関係各位に, 心より御礼申し上げますとともに, 皆様には本書を日々の睡眠時無呼吸症および睡眠障害の診療に役立てていただければ幸いです.

2018年4月吉日

宮崎泰成　秀島雅之

いびき!? 眠気!?
睡眠時無呼吸症を疑ったら
周辺疾患も含めた、検査、診断から治療法までの診療の実践

- ● 序 3
- ● 付録 8
- ● 巻頭カラー 13
- ● 略語一覧 17

第1章　現場の疑問に答えます

1 いびき・無呼吸

1）内科・全般

Q1	どんな人が睡眠時無呼吸症になる?	宮崎泰成	20
Q2	日本人は睡眠時無呼吸症が多い?	宮崎泰成	22
Q3	いびきは体に悪い?	宮崎泰成	24
Q4	いびきと無呼吸の関係は?	宮崎泰成	26
Q5	横向きで寝るといびきや無呼吸は出ない?	玉岡明洋	28
Q6	睡眠時無呼吸症で生活習慣病になる?	藤江俊秀	30
Q7	睡眠時無呼吸症で死ぬことはある?	藤江俊秀	33
Q8	睡眠時無呼吸症でも眠気がなければ大丈夫?	宮崎泰成	35
Q9	睡眠時無呼吸症と認知症の関係は?	宮崎泰成	37
Q10	高齢者の睡眠時無呼吸症も治療する?	宮崎泰成	38
Q11	睡眠時無呼吸症を治療しないとどうなる?	宮崎泰成	40
Q12	CPAPはどれだけの時間使えばいい?	藤江俊秀	41
Q13	CPAP治療を続けてもらうコツは?	藤江俊秀	42
Q14	歯科に紹介する際の注意点は?	宮崎泰成	44
Q15	CPAP・OA・手術，どれを選ぶ?	宮崎泰成	45
Q16	簡易検査と精密検査(PSG)の違いは?	玉岡明洋	47
Q17	PSGの波形をどのように見ればいい?	河野奈津子	49
Q18	AHI，RDI，ODIの違いは何?	河野奈津子	51
Q19	睡眠時無呼吸症の判定は簡易検査で十分か?	玉岡明洋	53

2）耳鼻咽喉科・口腔外科

Q20 鼻閉と無呼吸の関係は？ ……………………………… 鈴木康弘　55

Q21 睡眠時無呼吸症で手術をすることはある？ ………… 鈴木康弘　57

Q22 鼻の手術で，いびきや無呼吸は治る？ ……………… 鈴木康弘　59

Q23 喉のレーザー治療はどんなもの？ …………………… 鈴木康弘　61

Q24 口蓋垂の手術はどんなものがある？ ………………… 鈴木康弘　63

Q25 海外ではどんな手術治療をしている？ ……………… 鈴木康弘　65

Q26 耳鼻科的な手術の適応を決める基準は？ …………… 鈴木康弘　66

Q27 口腔外科的な手術の適応を決める基準は？ …… 有坂岳大，外木守雄　68

Q28 軟口蓋の手術で，いびきは治る？ …………………… 鈴木康弘　70

3）小児科

Q29 子どもも睡眠時無呼吸症になる？ …………………… 福水道郎　72

Q30 アデノイドは取ったほうがよい？ …………………… 福水道郎　75

4）歯科

Q31 歯科でいびき・無呼吸防止の
マウスピース（OA）を作るためには？ ……………… 秀島雅之　78

Q32 重症の睡眠時無呼吸症でも
マウスピース（OA）は効果ある？ …………………… 中村周平　81

Q33 マウスピース（OA）で完治する？ ………… 飯田知里，古畑　升　83

Q34 マウスピース（OA）の治療期間はどれくらい？ … 飯田知里，古畑　升　85

Q35 いびきのみでもマウスピース（OA）は作れる？ …… 秀島雅之　86

Q36 歯科でマウスピース（OA）を作っていびきが減れば，
医科に行かなくていい？ ……………………………… 秀島雅之　87

Q37 マウスピース（OA）を使うと顎が痛い，
という訴えにどう対応する？ ………………………… 石山裕之　89

Q38 マウスピース（OA）を使うと朝奥歯が浮いた感じになる，
という訴えにどう対応する？ ………………………… 石山裕之　91

Q39 マウスピース（OA）で咬み合わせが変わった，
という訴えにどう対応する？ ………………………… 石山裕之　92

Q40 マウスピース（OA）装着後の注意点と掃除，手入れは
どうするか？ …………………………………………… 中村周平　94

Q41 保険と保険外のマウスピース（OA）の違いは？ …… 秀島雅之　96

Q42 歯科のマウスピース（OA）療法を保険適用にするには？ … 秀島雅之　98

Q43 医科からの依頼書や睡眠検査データに,
歯科はどのように対処するか? ……………… 中村周平　101

2 眠　気

1）内科・全般

Q44 内科系の病気で,昼間眠気が出ることはある? ………… 宮崎泰成　103

2）精神科

Q45 日中の眠気の原因は? ……………………………………… 甫母瑞枝　105

Q46 眠気と精神疾患との関連はある? ……………………… 甫母瑞枝　108

Q47 会議や授業中にも寝てしまうのは過眠症? ………… 甫母瑞枝　111

Q48 日中の眠気への対処法は? ……………………………… 甫母瑞枝　114

Q49 過眠がある場合,運転免許の取得は可能? ………… 甫母瑞枝　117

Q50 運動したらよく眠れるようになる? ………………… 甫母瑞枝　120

第2章　専門機関への紹介の流れ

1 外来での検査結果の見方 ………………………………… 玉岡明洋　124

2 医科から歯科への紹介の流れ …………………………… 宮崎泰成　131

3 歯科から医科への紹介,照会の流れ ………………… 秀島雅之　134

第3章　定義・病因・病態

1 いびき・無呼吸

1）単純いびき症・閉塞性睡眠時無呼吸症

①閉塞性睡眠時無呼吸症の概念・定義・疫学 ………… 宮崎泰成　140

②病因・病態など ……………………………………… 稲葉雄一郎　143

③睡眠時無呼吸症特有の顎顔面形態 ………………… 對木　悟　148

④合併症発症のメカニズム …………………………… 藤江俊秀　152

⑤合併症（不整脈・突然死） ………………………… 笹野哲郎　155

⑥合併症（高血圧・心血管病変） …………………… 笹野哲郎　159

⑦合併症（メタボリックシンドローム） …………… 藤江俊秀　162

2）中枢性睡眠時無呼吸症 ………………………………… 三條伸夫　166

2 眠気

1）日中の眠気をきたす睡眠障害 ················· 上里彰仁　172

2）睡眠関連呼吸障害 ································ 玉岡明洋　182

第4章　検査法

1 初診時チェックリスト ···························· 中村周平　188

2 眠気スコア・アンケート ························· 玉岡明洋　195

3 簡易検査・PSG ·················· 河野奈津子, 田賀　仁　199

4 PSG（脳波検査） ······························ 平井伸英　207

5 反復睡眠潜時検査（MSLT） ················ 平井伸英　209

第5章　診断・治療

1 睡眠時無呼吸症

1）単純いびき症・閉塞性睡眠時無呼吸症

　①診断と治療（総論） ······················· 玉岡明洋　214

　②生活指導 ································· 玉岡明洋　217

　③体位療法 ································· 玉岡明洋　220

　④持続陽圧呼吸（CPAP）療法 ·············· 藤江俊秀　222

　⑤マウスピース（口腔内装置：OA）治療 ······ 秀島雅之, 古畑　升　227

　⑥手術（鼻腔, 咽頭, 喉頭） ··············· 鈴木康弘　239

　⑦手術（顎骨） ···················· 有坂岳大, 外木守雄　245

2）中枢性睡眠時無呼吸症の診断と治療 ·········· 三條伸夫　250

2 睡眠障害

1）過眠症の診断と治療 ······················· 上里彰仁　254

2）概日リズム睡眠覚醒障害の診断と治療 ·········· 平井伸英　259

● **索引** ··· 264

付録

本文中に掲載の図表のうち，汎用性の高いものを抜粋して再掲しています

❶ ICSD-3による睡眠障害の分類 〈第3章②-1) 表，-2) 表〉

不眠症	
睡眠関連呼吸障害	閉塞性睡眠時無呼吸症（OSA） 中枢性睡眠時無呼吸症候群（CSAS） 睡眠関連低換気障害 睡眠関連低酸素血症 孤発性症状群および正常亜型群
中枢性過眠症	ナルコレプシー（TypeⅠ） ナルコレプシー（TypeⅡ） 特発性過眠症 クライネ・レビン症候群 身体疾患による過眠症 薬剤・物質による過眠症 精神疾患に関連する過眠症 睡眠不足症候群
概日リズム睡眠覚醒障害	睡眠覚醒相後退障害 睡眠覚醒相前進障害 不規則型睡眠覚醒リズム障害 非24時間型睡眠覚醒リズム障害 シフトワーク障害 時差障害
睡眠時随伴症	ノンレム関連睡眠時随伴症 　睡眠時遊行症 レム関連睡眠時随伴症 　レム睡眠行動障害
睡眠関連運動障害	むずむず脚症候群 周期性四肢運動障害

細分類に記載した疾患は本書に登場するもの（登場しないものは記載されていない）．

8　いびき!? 眠気!? 睡眠時無呼吸症を疑ったら

付録

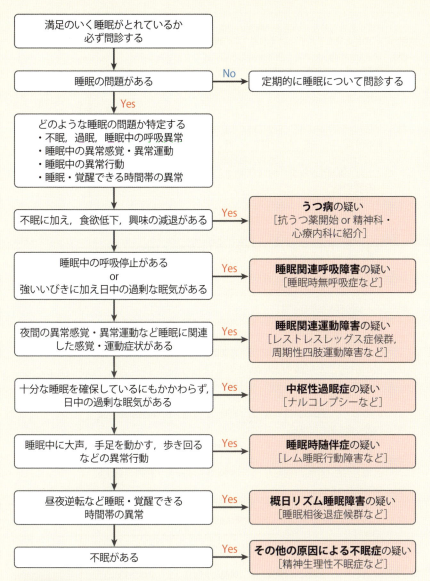

❷ **睡眠障害のスクリーニングガイドライン** 〈第4章① 図1〉

睡眠障害にはたくさんの種類があり，治療法もそれぞれ異なる．一般的にはスクリーニングを行い，症状を医学的に具体化していく．

清水徹男，田ヶ谷浩邦：一般医療機関における睡眠障害スクリーニングガイドライン．厚生労働省精神・神経疾患研究委託費「睡眠障害医療における政策医療ネットワーク構築のための医療機関連携のガイドライン作成に関する研究」，平成17～19年度総括研究報告書，pp8-12, 2008より引用．

過去1カ月間におけるあなたの通常の睡眠の習慣についておたずねします．過去1カ月間について
大部分の日の昼と夜を考えて，以下のすべての質問項目にできる限り正確にお答えください．

問1．過去1カ月間において，通常何時ころ寝床につきましたか？
　　　就寝時間（1. 午前　2. 午後）　　時　　　分ころ

問2．過去1カ月間において，寝床についてから眠るまでにどれぐらい
　　　時間を要しましたか？
　　　約　　　分

問3．過去1カ月間において，通常何時ころ起床しましたか？
　　　起床時間（1. 午前　2. 午後）　　時　　　分ころ

問4．過去1カ月間において，実際の睡眠時間は何時間くらいでしたか？
　　　これは，あなたが寝床の中にいた時間とは異なる場合があるかも
　　　しれません．
　　　睡眠時間　1日平均　約　　　時間　　　分

> 睡眠効率
> （C4）
> →問1, 3, 4

> 睡眠時間
> （C3）
> →問4

過去1カ月間において，どれくらいの頻度で，以下の理由のために睡眠が
困難でしたか？最もあてはまるものに1つ○印をつけてください．

問5a. 寝床についてから30分以内に眠ることができなかったから．
　　　0. なし　1. 1週間に1回未満　2. 1週間に1〜2回　3. 1週間に3回以上

> 入眠時間
> （C2）
> →問2, 5a

問5b. 夜中または早朝に目が覚めたから．
　　　0. なし　1. 1週間に1回未満　2. 1週間に1〜2回　3. 1週間に3回以上

問5c. トイレに起きたから．
　　　0. なし　1. 1週間に1回未満　2. 1週間に1〜2回　3. 1週間に3回以上

問5d. 息苦しかったから．
　　　0. なし　1. 1週間に1回未満　2. 1週間に1〜2回　3. 1週間に3回以上

問5e. 咳が出たり，大きないびきをかいたから．
　　　0. なし　1. 1週間に1回未満　2. 1週間に1〜2回　3. 1週間に3回以上

問5f. ひどく寒く感じたから．
　　　0. なし　1. 1週間に1回未満　2. 1週間に1〜2回　3. 1週間に3回以上

問5g. ひどく暑く感じたから．
　　　0. なし　1. 1週間に1回未満　2. 1週間に1〜2回　3. 1週間に3回以上

問5h. 悪い夢をみたから．
　　　0. なし　1. 1週間に1回未満　2. 1週間に1〜2回　3. 1週間に3回以上

問5i. 痛みがあったから．
　　　0. なし　1. 1週間に1回未満　2. 1週間に1〜2回　3. 1週間に3回以上

問5j. 上記以外の理由があれば，次の空欄に記載してください．
　　　【理由】
　　　そういったことのために，過去1カ月において，どれくらいの頻度で睡眠が
　　　困難でしたか？
　　　0. なし　1. 1週間に1回未満　2. 1週間に1〜2回　3. 1週間に3回以上

> 睡眠困難
> （C5）
> →問5b〜5j

問6．過去1カ月において，ご自身の睡眠の質を全体として，どのように
　　　評価しますか？
　　　0. 非常によい　1. かなりよい　2. かなり悪い　3. 非常に悪い

> 睡眠の質
> （C1）
> →問6

問7．過去1カ月において，どのくらいの頻度で，眠るために薬（医師から
　　　処方された薬あるいは薬屋で買った薬）を服用しましたか？
　　　0. なし　1. 1週間に1回未満　2. 1週間に1〜2回　3. 1週間に3回以上

> 眠剤の使用
> （C6）
> →問7

（次ページにつづく）

付　録

問8. 過去1カ月において，どれくらいの頻度で，車の運転中や食事中や社会活動中など眠ってはいけないときに，起きていられなくなり困ったことがありましたか？

　　0. なし　　1. 1週間に1回未満　　2. 1週間に1～2回　　3. 1週間に3回以上

> 日中覚醒困難（C7）→問8, 9

問9. 過去1カ月において，物事をやり遂げるのに必要な意欲を持続するうえで，どのくらい問題がありましたか？

　　0. なし　　　　　　　　　1. ほんのわずかだけ問題があった
　　2. いくらか問題があった　　3. 非常に大きな問題があった

問10. 同居人がおられますか？

　　1. どちらもいない　　　　2. 家族／同居人がいるが寝室は別
　　3. 家族／同居人と同じ寝室であるが寝床は別
　　4. 家族／同居人と同じ寝床

> 睡眠環境→問10

上記の問10で，2または3または4と答えた方のみにおたずねします．あなたご自身のことについて，ご家族または同居されている方に，以下の項目について過去1カ月間の頻度をたずねてください．

> 睡眠中の他覚的症状

問10a. 大きないびきをかいていた．
　　0. なし　　1. 1週間に1回未満　　2. 1週間に1～2回　　3. 1週間に3回以上

問10b. 眠っている間に，しばらく呼吸が止まることがあった．
　　0. なし　　1. 1週間に1回未満　　2. 1週間に1～2回　　3. 1週間に3回以上

問10c. 眠っている間に，足のピクンとする動きがあった．
　　0. なし　　1. 1週間に1回未満　　2. 1週間に1～2回　　3. 1週間に3回以上

問10d. 眠っている途中で，ねぼけたり混乱することがあった．
　　0. なし　　1. 1週間に1回未満　　2. 1週間に1～2回　　3. 1週間に3回以上

問10e. 上記以外にじっと眠っていられないようなことがあれば，次の空欄に記載してください．

　　【その他じっと眠っていられないようなこと】

　　こういったことが，過去1カ月において，どれぐらいの頻度で，起こりましたか？
　　0. なし　　1. 1週間に1回未満　　2. 1週間に1～2回　　3. 1週間に3回以上

❸ ピッツバーグ睡眠質問票（PSQI）〈第4章[2]図〉

PSQI総合得点は，C1～C7の各0～3点の合計（0～21点）．計算方法などは文献参照．

Doi Y, et al：Psychometric assessment of subjective sleep quality using the Japanese version of the Pittsburgh Sleep Quality Index (PSQI-J) in psychiatric disordered and control subjects. Psychiatry Res, 97：165-172, 2000

土井由利子, 他：ピッツバーグ睡眠質問票日本語版の作成. 精神科治療学, 13：755-769, 1998

より.

❹ JESS™（Japanese version of the Epworth Sleepiness Scale：ESS日本語版）〈第4章②表〉

もし，以下の状況になったとしたら，どのくらいうとうとする（数秒〜数分眠ってしまう）と思いますか．最近の日常生活を思いうかべてお答えください．

以下の状況になったことが実際になくても，その状況になればどうなるかを想像してお答えください．（1〜8の各項目で，○は1つだけ）すべての項目にお答えしていただくことが大切です．できる限りすべての項目にお答えください．	うとうとする可能性はほとんどない	うとうとする可能性は少しある	うとうとする可能性は半々くらい	うとうとする可能性が高い
1）すわって何かを読んでいるとき（新聞，雑誌，本，書類など） →	0	1	2	3
2）すわってテレビを見ているとき →	0	1	2	3
3）会議，映画館，劇場などで静かにすわっているとき →	0	1	2	3
4）乗客として1時間続けて自動車に乗っているとき →	0	1	2	3
5）午後に横になって，休息をとっているとき →	0	1	2	3
6）すわって人と話をしているとき →	0	1	2	3
7）昼食をとった後（飲酒なし），静かにすわっているとき →	0	1	2	3
8）すわって手紙や書類などを書いているとき →	0	1	2	3

合計11点以上は異常な眠気あり（EDS）と判断される．

調査票を商業目的，または政府機関で使用される場合は，ライセンス登録の手続きが必要ですので，下記へお問合せください．

問合せ先：iHope International株式会社　URL: http://www.sf-36.jp　E-mail: qol@sf-36.jp

Takegami M, et al : Development of a Japanese version of the Epworth Sleepiness Scale（JESS）based on Item Response Theory. Sleep medicine, 10：556-565, 2009より転載．

Copyright, Murray W. Jones and Shunichi Fukuhara, 2006.

巻頭カラー

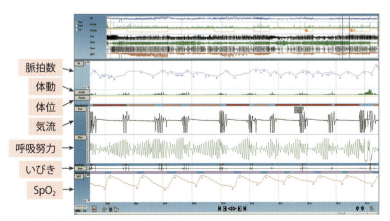

❶ **簡易検査の波形画面と測定項目**〈第4章③ 図2〉
図はスマートウォッチPMP-300Eの波形画面．3つのセンサーを装着し，7項目が測定される．
日本睡眠総合検診協会より提供．

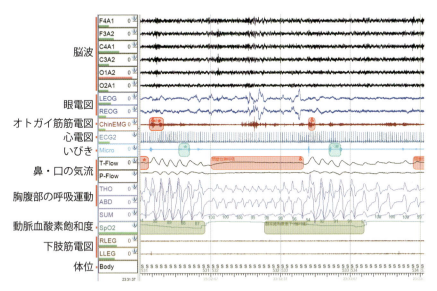

❷ **PSG波形**〈第4章③ 図4〉
体に装着したさまざまなセンサーは図のように表示され，視察で判定を行う．図は呼吸イベントの判定を行う画面で，閉塞性無呼吸が認められている．
日本睡眠総合検診協会より提供．

下顎前突型OA	上下一体型	
	上下一体型ハードタイプ ・主に保険適用 ・熱可塑性樹脂（PETG）の硬いプレートを圧接して製作 ・上下別々に製作し，口腔内で固定	**上下一体型ソフトタイプ** ・熱可塑性軟性樹脂（EVA）などを使用 ・模型上で上下一体で製作 ・保険適用も可
	上下分離型	
	 サイレンサー SL ・上下別のOAをコネクターを介して連結 ・2層構造のラミネートタイプ，外層は硬いPETG，内層は軟らかいTPU ・開口時にコネクターが下顎の後退を防止	 **ソムノデント**　　　**TAP-T** ・上下OAは完全分離　・上下OAは前歯部フックを ・咬合時に誘導板が下顎を前　介して固定 　方に誘導　　　　　　・調節ネジで前方移動量を調 ・2層構造のラミネートタイ　整できる 　プで堅牢で，破損しにくい・下顎を前突させると，フッ ・調節ネジで前方移動量を調　クは容易に外れ開口できる 　整できる
舌前突型OA	・上下口唇で保持される ・舌尖を筒内に挿入し，陰圧で舌を前方牽引して，気道の開大をはかる ・無歯顎・少数歯残存例に有効	 　　　　　aveo TSD　　　　　TRD

❸ OAの分類 〈第5章①-1〉-⑤ 図1〉

下顎前突型と舌前突型に大別されるが，舌前突型は口唇，舌などの軟組織に維持を求めるため，効果が不確定なので，下顎前突型が主流である．

秀島雅之，他：睡眠時無呼吸症の治療のための口腔内装置．「歯科技工実習」（全国歯科技工士教育協議会／編），pp160-165，医歯薬出版，2017より改変して転載．

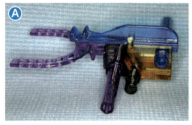 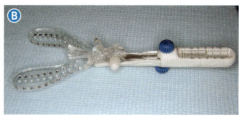

❹ 下顎前方咬合位決定用治具 〈第5章①-1〉-⑤ 図2〉

Ⓐアンドラゲージ（ザイコア社）．可動範囲は前後12 mm，左右6 mm，上下5 mm．ⒷSOMGuage（ソムノデント社）．矯正咬合用治具ジョージゲージを改良し，前後だけでなく上下方向の調節も可能とした．

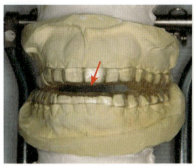 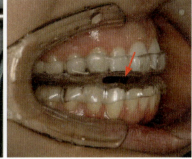

❺ 上下OAの臼歯部と前歯部の状況 〈第5章①-1〉-⑤ 図4〉
臼歯部は上下顎間を蝋堤状に埋めておき，前歯部は開放しておく（→）．

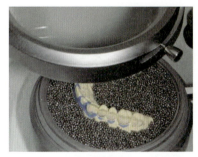

❻ 加熱吸引成型器による樹脂プレートの圧接 〈第5章①-1〉-⑤ 図7〉
専用の加熱吸引成型器（ErkoForm-3D）で，2 mm厚の樹脂プレート（エルコジュール）を模型に圧接．模型は歯列部以外の部位を金属グルー（小球）で被覆し，加圧器に固定する．

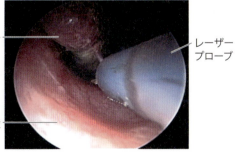

右下鼻甲介　　レーザープローブ

鼻腔外側壁

❼ 下鼻甲介粘膜焼灼術（自験例）
〈第5章①-1〉-⑥ 図3〉
下鼻甲介の粘膜の表面をレーザーで焼灼し，鼻閉，鼻汁などのアレルギー症状改善を目指す治療．

❶ 計測した後，横30 mm×縦10 mm程度の粘膜切開領域のマーキングを行う．

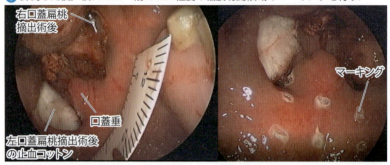

❷ 粘膜切開後

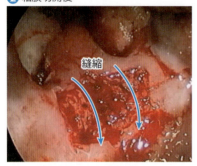

❸ 粘膜縫縮後

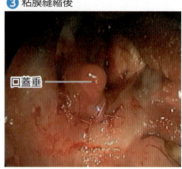

❽ **粘膜切除法（自験例）**〈第5章①-1〉-⑥ 図5〉
硬口蓋軟口蓋境界部からの距離を測定したあと，症例ごとに切除範囲を計測する．粘膜のみ切除し，両端を縫縮する．

牽引前　　　　　　　牽引後

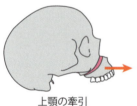 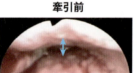 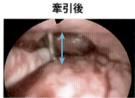

前後的な咽頭気道の拡大（後鼻孔より観察）

牽引前　　　　　　　牽引後

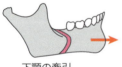 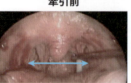 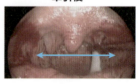

左右的な咽頭気道の拡大（口腔側より観察）

❾ **MMAによる気道拡大**〈第5章①-1〉-⑦ 図4〉
Okushi T, et al：Effect of maxillomandibular advancement on morphology of velopharyngeal space. J Oral Maxillofac Surg, 69：877-884, 2011 より改変して転載．

略語一覧

注1…ICSD-3における記載を採用し，睡眠時無呼吸症候群（SAS）ではなく睡眠時無呼吸症とした．

注2…閉塞性睡眠時無呼吸症の歯科用口腔内装置については，世間一般では「マウスピース」，歯科では「スリープ・スプリント」等の用語が普及していますが，国内の専門学会（日本睡眠歯科学会）では「oral appliance（OA：オーラル・アプライアンス）」が正式用語として規定されています．そのため本書の各項の初出には，「マウスピース」「OA」（第1章以外は「口腔内装置」も）を併記し，以降は「OA」の記載で統一しました．なお，海外文献でいわゆるマウスピースについては，oral appliance よりも，mandibular advancement device（MAD）の用語が主に使われています．

口腔内装置 （oral appliance：OA） （広義）	下顎前方牽引装置（mandibular advancement device：MAD），OA（狭義），スリープ・スプリント，マウスピース 舌前方牽引装置（tongue advancement device：TAD）

AASM	American academy of sleep medicine	米国睡眠医学会
Af	atrial fibrillation	心房細動
AHI	apnea hypopnea index	無呼吸低呼吸指数
AI	apnea index	無呼吸指数
ASWPD	advanced sleep-wake phase disorder	睡眠覚醒相前進障害
CPAP	continuous positive airway pressure	持続陽圧呼吸
CRT	cardiac resynchronization therapy	心臓再同期療法
CSA	central sleep apnea	中枢性睡眠時無呼吸症
DSWPD	delayed sleep-wake phase disorder	睡眠覚醒相後退障害
EDS	excessive daytime sleepiness	日中の過度な眠気
ESS	Epworth sleepiness scale	エプワース眠気尺度
EVA	ethylene-vinylacetate	エチレンビニルアセテート
FDP	fibrin degradation product	フィブリン分解物
FMD	flow mediated dilation	血流依存性血管拡張反応
FRC	functional residual capacity	機能的残気量
GA	genioglossal advancement	オトガイ舌筋前方移動術
GG	genioglossus	オトガイ舌筋
HI	hypopnea index	低呼吸指数
HLA	human leukocyte antigen	ヒト白血球組織適合抗原
HOT	home oxygen therapy	夜間在宅酸素療法
HPA axis	hypothalamic-pituitary-adrenal axis	視床下部-下垂体-副腎皮質軸
HSAT	home sleep apnea testing	在宅睡眠時無呼吸検査
ICSD-3	international classification of sleep disorder, 3rd edition	睡眠障害国際分類 第3版
IH	intermittent hypoxia	間欠的低酸素血症
JESS	Japanese version of the Epworth sleepiness scale	日本語版ESS
LAMF	low amplitude mixed frequency	低振幅でさまざまな周波数が混在する脳波活動
LAUP	laser assisted uvula palatoplasty	レーザーによる口蓋垂口蓋形成術
LVAD	left ventricular assist device	左心補助人工心臓
MAD	mandibular advancement device	下顎前突型OA（下顎前方牽引装置）

17

MetS	metabolic syndrome	メタボリックシンドローム
MMA	maxillomandibular advancement	上下顎前方移動術
MSLT	multiple sleep latency test	反復睡眠潜時検査
MSNA	muscle sympathetic nerve activity	筋交換神経活動
MWT	maintenance of wakefulness test	覚醒維持検査
OA	oral appliance	口腔内装置
OCST	out of center sleep testing	検査室外睡眠検査
ODI	oxygen desaturation index	動脈血酸素飽和度低下指数
OHS	obesity hypoventilation syndrome	肥満低換気症候群
OSA	obstructive sleep apnea	閉塞性睡眠時無呼吸症
PAI-1	plasminogen activator inhibitor	血清中プラスミノーゲンアクチベーターインヒビター
PETG	polyethylene terephthalate glycol	ポリエチレンテレフタレートグリコール
PLMD	periodic limb movement disorder	周期性四肢運動障害
PLMS	periodic limb movement in sleep	周期性四肢運動
POSA	position-dependent OSA	体位依存性OSA
PSG	polysomnography	終夜睡眠ポリグラフ
PSQI	Pittsburgh sleep quality index	ピッツバーグ睡眠質問票
RBD	REM sleep behavior disorder	レム睡眠時行動異常
RDI	respiratory disturbance index	呼吸障害指数
REI	respiratory event index	呼吸イベント指数
REM	rapid eye movement	急速眼球運動
RERA	respiratory effort-related arousal	呼吸努力関連覚醒
ROS	reactive oxygen species	活性酸素種
SE	sleep efficiency	睡眠効率
SL	sleep latency	入眠潜時
SOREMP	sleep-onset REM period	睡眠開始時レム期
SPT	sleep period time	睡眠時間
SRBD	sleep related breathing disorders	睡眠関連呼吸障害群
TAD	tongue advancement device	舌前突型OA (舌前方牽引装置)
TIB	time in bed	総就床時間
t-PA	tissue plasminogen activator	組織型プラスミノーゲンアクチベーター
TRT	total recording time	総記録時間
TST	total sleep time	総睡眠時間
UARS	upper airway resistance syndrome	上気道抵抗症候群
UPPP	uvulopalatopharyngoplasty	口蓋垂軟口蓋咽頭形成術
WASO	wake after sleep onset	中途覚醒時間
SpO$_2$	arterial oxygen saturation of pulse oximetry	動脈血酸素飽和度

第1章
現場の疑問に答えます

Q1 どんな人が睡眠時無呼吸症になる？

 肥満や性別，年齢，生活習慣など，いくつか危険因子があります．遺伝も関係しています．

① 睡眠時無呼吸症の危険因子

表1に睡眠時無呼吸症の危険因子をまとめました．まず肥満が重要な因子となります．肥満の人は，正常体重の人と比べて4倍この病気になりやすいことがわかっています．上気道周辺の軟部組織に脂肪が沈着し外側から気道を圧迫するために起こります．同じように首回りが太い人もリスクがあります．首回りが，男性の場合43 cm以上，女性の場合38 cm以上だとリスクが増します．性別に関しては，男性では2倍のリスクがあり，年齢においても中年以上で発症のリスクが増えます．家族の人にいびき，無呼吸がある人も可能性があります．顎が小さいなど骨格の遺伝によるものと考えられています．また生活習慣においては，寝る前にアルコールを飲む人や睡眠薬を常用している人もリスクがあります．これらの物質は咽頭喉頭の筋肉を弛緩させるため，無呼吸の頻度を上げることになります．喫煙も粘膜に炎症・浮腫を起こすため，気道が狭くなり，リスクを3倍に増やすとされています．禁煙により改善することができます．鼻閉もまたリスクとなります．鼻呼吸が難しく口呼吸をしてしまう人のことで，アレルギー性鼻炎でも同様です．

表1　睡眠時無呼吸症の危険因子

・肥満	・家族歴
・首が太い	・アルコール・睡眠薬
・中年	・タバコ
・男性	・鼻閉

表2　睡眠時無呼吸症の症状

- 大きく，頻回ないびき
- 呼吸が睡眠中に止まる
- 昼間の眠気あるいはだるさ
- 熟睡感がない
- 不眠
- 夜間頻尿
- 集中力の欠如
- 記憶力の低下
- 性的欲求の減退
- イライラする

② 睡眠時無呼吸症の症状

　睡眠時無呼吸症の特徴的な症状として**表2**のようなものがあります．このような症状のある人は，睡眠時無呼吸症があるかもしれないので注意が必要です．まず，大きくて，頻回ないびきです．中年男性に多いため，奥様に連れられて，あるいは奥様に受診するように勧められて，睡眠時無呼吸症の外来を受診します．無呼吸はなかなか本人は気付かず家族やパートナーに指摘されることが多いようです．睡眠時に起こる無呼吸のために睡眠は断片化し，睡眠が障害され，昼間の眠気・だるさとなり，会議中や運転中の居眠りを引き起こします．起床時も熟睡感がなく，正常の人よりむしろ睡眠時間が長いことがあります．学生や労働者においては，集中力や記憶力が低下し，成績の低下・作業能力の低下をきたします．また，イライラすることも多く性格変化と同僚に捉えられて社会的にも誤解されることがあります．認知症と間違えられることもあり，中年の女性ではその傾向が強いとされています．なお女性の睡眠時無呼吸症は男性と異なり，日中の眠気やいびきを伴わない場合が多く，自身や第三者に指摘されないことも多いとされています．診断の際には注意が必要です．性的欲求が低下することもあります．

詳細➡第3章①-1)-①

（宮崎泰成）

1 いびき・無呼吸　**1) 内科・全般**

Q2

日本人は睡眠時無呼吸症が多い？

 この20年ほどで閉塞性睡眠時無呼吸症（OSA）患者は増えています．頻度は欧米とほぼ同等ですが，日本人は一般に顎が小さいので標準体重でもOSAになります．

　日本では，300万人以上のOSA患者がいると推定されていて，成人男性の約3〜7％，女性の約2〜5％にOSAが認められます．男性では40〜50歳が全体の半数以上を占め，女性では女性ホルモンにより発症が抑制されていると考えられており閉経後に増加します．OSAの原因は肥満による上気道への脂肪沈着，扁桃肥大，巨舌，小顎症，顎形態異常などが言われています．なかでも，肥満による上気道への脂肪沈着は典型例とされています．前述のように日本の罹患率は欧米と同等ですが，日本人のOSAの特徴は標準体重でも多く認められるということです．その原因の1つとして，顎顔面形態上欧米人と比較して顔面，顎が後退しているため，肥満がなくても，上気道が狭小化しやすいためと考えられています．疫学的にも，肥満のない睡眠時無呼吸症では顎が小さい傾向にあることが知られています．2006年の日本におけるOSAの横断研究[1]では，OSA患者の平均の身長体重比（BMI）は27.7で欧米人に比べ低い値です．また，アジア人・日本人は同じBMIレベルの欧米人と比べると有病率が高いことがわかっています．

　米国のコホート研究では，この20年間でOSAは相対的に14〜55％増加しているとの報告[2]があります．日本のOSAの有病率もほぼ同等と言われています．日本人では軽度の肥満でOSAになるので注意が必要です．また，図のようにBMIが低い人は，持続陽圧呼吸（CPAP）治療のコンプライアンス（機器使用率）が悪く，このような人ほど治療に対する教育が必要です．

　日本においては300万人を超えるOSA患者がいると推定されていますが，2012年度時点ではわずかに30万人（10％）程度しか治療を受けていないこともわかっています．残りの90％の患者は，適正な診断や適正な治療を受け

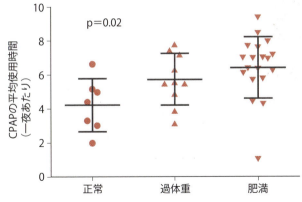

図　肥満度ごとのCPAP治療コンプライアンス
肥満度の低い人はCPAP治療のコンプライアンスが悪いことが多いので，治療の必要性を理解してもらうことが重要．
文献3より引用．

ていないということになるのです．日本の横断研究では，中等症以上の患者では，そうでない人と比べて，5年間で複数回事故を起こす経験が約2.4倍になるとあります．CPAPで適切に治療を行うと眠気が改善し，事故の発生率は下がります．このことからも，適切な診断・治療が必要になります．

詳細➡第3章 1 -1)- ③

参考文献

1) Sasanabe R, et al：Metabolic syndrome in Japanese patients with obstructive sleep apnea syndrome. Hypertens Res, 29：315-322, 2006
2) Peppard PE, et al：Increased prevalence of sleep-disordered breathing in adults. Am J Epidemiol, 177：1006-1014, 2013
3) Gray EL, et al：Obstructive Sleep Apnea without Obesity Is Common and Difficult to Treat: Evidence for a Distinct Pathophysiological Phenotype. J Clin Sleep Med, 13：81-88, 2017
   http://dx.doi.org/10.5664/jcsm.6394

（宮崎泰成）

Q3 いびきは体に悪い？

A いびきだけでも病気に結びつくことがあります．例えば習慣性いびき症の人は糖尿病発症率が有意に高くなります．

　1984人の習慣性いびき症の人を解析したスウェーデンの研究があります[1]．習慣性いびき症の人では，10年間の糖尿病発症率は5.4％で，いびきのない人は2.4％と有意に低かったのです（$p<0.001$）．リスク因子でみると肥満のあるいびき症の人が最も糖尿病リスクが高く7倍でした．

　いびきは，寝ている間に上気道から発せられるもので，咽頭壁およびその関連の軟部組織の振動によって起こるものです．したがってすぐ近くにある頸動脈に何らかの影響があるのではないかと言われていました．2008年の研究では，重度のいびきと頸動脈の動脈硬化に関連があるとの報告でした（図）[2]．重度のいびき（睡眠時間の50％以上）は，内頸動脈硬化の独立した予測因子であり，年齢，性別，喫煙歴あるいは高血圧よりも強い予測因子で

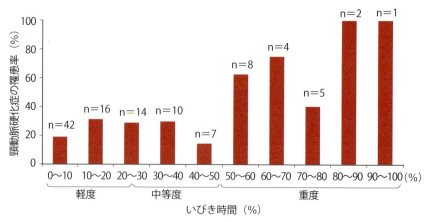

図　いびきと頸動脈硬化の関連
いびき時間が50％より長い患者では，頸動脈アテローム性動脈硬化症の有病率の増加が認められる．
文献2より引用．

あることがわかっています．これらの患者の大腿動脈では，動脈硬化は起こっておらず，いびきの振動によって内頚動脈の動脈硬化が起きていると考えられています．

単純いびき症と睡眠時無呼吸症は連続する疾患と考えられるので，睡眠時無呼吸症と同様の合併症（脳血管障害，心血管障害など）を伴うと考えた方がよいでしょう．

胸腔内圧変動の影響も重要です．上気道抵抗症候群では，上気道の抵抗に打ち勝つために吸気努力が増大するので，胸腔内圧が著明に陰圧となります．その結果，心筋経壁圧が増加し，さらに後負荷増大して左室負荷の原因となります．

疫学的にも，いびきと高血圧，いびきと日中の過剰な眠気などの健康障害，さらには，騒音という観点からベッドパートナーの睡眠障害への影響も言われています．

体重を減らしたり，寝る前のアルコールをやめたり，喫煙をやめたりすることで，いびきを減らすことができるので，生活習慣の改善をまず行いましょう．

詳細➡第3章①-1)-④〜⑦

参考文献

1) Elmasry A, et al : The role of habitual snoring and obesity in the development of diabetes: a 10-year follow-up study in a male population. J Intern Med. 248 : 13-20, 2000

2) Lee SA, et al : Heavy snoring as a cause of carotid artery atherosclerosis. Sleep, 31 : 1207-1213, 2008

（宮崎泰成）

いびきと無呼吸の関係は？

 いびきがあると無呼吸もある可能性が高いです．ただ，無呼吸のない単純いびき症もあります．

　閉塞性睡眠時無呼吸症（OSA）は，いびきと無呼吸が特徴です．無呼吸による間欠的な低酸素血症と睡眠の断片化により，さまざまな身体症状を呈します．しかし，無呼吸低呼吸および間欠的低酸素血症を伴わない，いびき症あるいは上気道抵抗症候群もあります．

　単純いびき症では，単に上気道の軟部組織が振動するために起こり，無呼吸は起こりません．1時間あたりの無呼吸低呼吸の回数（無呼吸低呼吸指数：AHI）は5回未満と正常範囲内です．上気道抵抗症候群では，上気道の狭窄に伴い呼吸努力による覚醒反応が多発し，睡眠中の食道内圧の陰圧値が10 cmH_2O以上になりますが，AHIは正常かあるいは軽度の増加にとどまります．一方，OSAではAHIは5以上となります．つまり，図に示すように，気道の閉塞の程度により，単純いびき症から上気道抵抗症候群，さらにはOSAが連続的に存在します．

　いびきは，軟口蓋，舌，咽頭壁などの上気道の軟部組織が振動することで発生する音響現象です．軟口蓋の振動が原因の場合は，その振動は100 Hz未満の低い周波数の音となります．舌や扁桃が音源となる場合は，330 Hz前

図　睡眠時呼吸関連障害と無呼吸・気道閉塞の程度

後，喉頭の場合は250 Hz前後と，それぞれ周波数により音源を区別することが可能です．

　人間の上気道は，骨によって支持されない軟部組織のみの部位が長いため，狭窄しやすくなっています．そのため，いびきや無呼吸が起こりやすいのです．従来，無呼吸を伴わない単純いびき症は病気でないと考えられていましたが，いびきがさまざまな病態にかかわっていることが明らかになってきています（**Q3**参照）．

詳細➡第1章Q18，第3章①-1)-②

（宮崎泰成）

> 1 いびき・無呼吸　1）内科・全般

Q5
横向きで寝るといびきや無呼吸は出ない？

A　横向きで寝るといびきや無呼吸を軽減できる可能性があります．

　通常仰向けで寝ると，舌根が沈下し，軟口蓋，下顎は背側へ後退し，咽頭周辺の軟部組織も背側方向に偏り気道を狭くさせますが（図），側臥位で寝ることによって気道に少し空気の通るスペースができます．仰臥位のAHI（無呼吸低呼吸指数）が仰臥位以外のAHIに比べて著明に増加する閉塞性睡眠時無呼吸症（OSA）を体位依存性OSA（POSA）とよんでおり，定義はいくつかありますが，仰臥位でのAHIが，仰臥位以外でのAHIの2倍以上になる場合とする定義が広く用いられています．体位依存性はOSAの50〜60％でみられると報告されており，若年例や比較的軽症例，BMIが低い例に体位依存性OSAが多いと言われています．

　睡眠時無呼吸症の治療は，CPAP（持続陽圧呼吸）療法やマウスピース（口

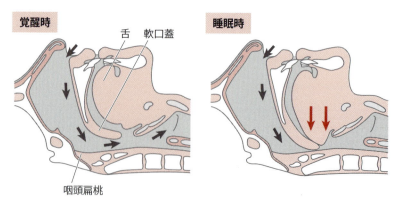

図　仰臥位による上気道狭窄
睡眠中は咽頭周囲の筋肉が弛緩するため，仰臥位になることにより，軟口蓋や舌根（→）はより背側へ移動するため，より上気道狭窄を引き起こしやすい状態となる．

腔内装置：OA）がスタンダードですが，違和感などのためにこれらの治療にどうしてもなじめない患者さんに対して，側臥位での睡眠を促進する体位療法（positional therapy）が有効である場合があります．パジャマなどの背面にポケットを縫い付け，そこにテニスボールを入れて寝ることで，患者さんが違和感のため仰臥位を避けるようにさせる，いわゆる「テニスボール療法」も古くから有効性が認められています．また，側臥位を推進する枕やクッション，ベスト，仰臥位時アラームなどの装置も開発，販売されていますが，どの方法がベストであるかに関するエビデンスはないのが現状です．

　話がずれますが，最近では枕コンシェルジュなる専門家の方がおり，人それぞれにあった枕を作ってくれるサービスがあるようです．枕の形を変えることで，首の前屈に伴った気道狭窄や舌根沈下の改善が期待でき，いびきや無呼吸が改善する可能性もあるようですので，このようなサービスを提案するのもいいかもしれません．

　体位療法だけで，すべてのいびきや無呼吸が解決するわけではありませんが，年齢が比較的低く，肥満度が低い方，AHIが比較的低い方で，CPAPやOA不耐のケースでは側臥位睡眠を促進する体位療法を試みる価値があると言えるでしょう．

詳細➡第5章 1 -1）-③

（玉岡明洋）

Q6 睡眠時無呼吸症で生活習慣病になる？

A 生活習慣病との合併は多く，睡眠時無呼吸が病態に深く関連していると思われます．

閉塞性睡眠時無呼吸症（OSA）は，いわゆる生活習慣病である高血圧，糖尿病，脂質異常症との合併が多く，特にメタボリックシンドローム（MetS）とは病態生理的に重なり合っています．以下それぞれについて概説します．

1 高血圧

高血圧診療ガイドライン2014では，OSAは治療抵抗性高血圧となる二次性高血圧の最も多い要因であると記載されています．前向きコホート研究[1) 2)]でも年齢や体格と独立して，AHI（無呼吸低呼吸指数）の増加が，高血圧の発症リスクになることが示されています．

OSAは肥満や加齢に伴って増加する傾向にありますが，本邦においては，40％以上がBMI 25以下の非肥満例であるとの報告もあり，小顎症や軟口蓋低位などが原因であると考えられています．したがって，高血圧診療の際には，肥満例でなくても日中の眠気や集中力の低下などの症状に留意し，治療抵抗性高血圧（特に治療抵抗性早朝高血圧）患者や，正常高血圧にもかかわらず左室肥大を有する例，CKD患者や透析患者ではOSAを積極的に疑う必要があります．

OSAの高血圧の特徴は，夜間高血圧（non-dipperもしくはriser）型が多いことです．また，家庭血圧では早朝高血圧を認められることが多いです．さらに，夜間血圧の変動が大きいことが知られており，無呼吸発作時に胸腔内陰圧負荷がかかり，一過性の心拍出量の低下と交感神経の亢進が起こることにより，無呼吸解除の前後で著明な血圧上昇（夜間血圧サージ）が引き起こされます．このことは夜間に心血管系イベントが発症する誘因になる可能性があり，実際心血管死亡リスクが高いことが知られています．

② 糖尿病

OSA患者の糖尿病有病率は高く，AHIと夜間低酸素血症の頻度が肥満には関係なく，インスリン抵抗性と独立して相関することが示されています[3]．メカニズムとしては無呼吸低呼吸による間欠的な低酸素血症と睡眠の分断が，それぞれ独立してインスリン感受性の低下をもたらします．具体的には，交感神経の活性化，視床下部−下垂体−副腎皮質軸（HPA axis）の変化，酸化ストレス，炎症性サイトカインの上昇（IL-6やTNF-αの上昇，アディポカインの変化（レプチン上昇，アディポネクチン低下）などがかかわっていると考えられています．実際に間欠的低酸素刺激がグルコース刺激に対するインスリン分泌反応低下や膵β細胞増殖が起こることが示されています．

③ 脂質異常症

OSAは動脈硬化性疾患である冠動脈疾患や脳血管疾患などの危険因子となる脂質異常症を高率に合併します．脂質異常症とOSAのメタ回帰分析[4]によれば，AHIがTG上昇やHDLコレステロール低値と独立して相関していたこと，またCPAP（持続陽圧呼吸）治療によりLDLコレステロールの低下やHDLコレステロールの上昇がみられたとも報告されており，OSAの病態自身が脂質代謝に影響を与えることが示唆されています．OSA患者における脂質代謝異常についてはまだ完全には解明されていませんが，間欠的低酸素や酸化ストレス，炎症性サイトカイン，アディポサイトカインの上昇なども作用機序として考えられています．

それぞれの病態は，心血管疾患と深くかかわっており，予後を改善するためにも上記疾患治療中でもOSAの合併がないかどうかを検討する必要があると考えます．

参考文献

1) Peppard PE, et al：Prospective study of the association between sleep-disordered breathing and hypertension. N Engl J Med, 342：1378-1384, 2000

2) Murin JM, et al：Association between treated and untreated obstructive sleep apnea and risk of hypertension. JAMA, 307：2169-2176, 2012

3）Lecube A, et al：Effect of glycemic control on nocturnal arterial oxygen saturation: a case-control study in type 2 diabetic patients. J Diabetes, 7：133-138, 2015

4）Nadeem R, et al：Effect of obstructive sleep apnea hypopnea syndrome on lipid profile: a meta-regression analysis. J Clin Sleep Med, 10：475-489, 2014

詳細➡第3章①-1)-⑦

（藤江俊秀）

1 いびき・無呼吸　1）内科・全般

Q7

睡眠時無呼吸症で死ぬことはある？

 生活習慣病を合併し，心血管イベントをきたし亡くなることがあります．

　閉塞性睡眠時無呼吸症（OSA）は，睡眠の分断化により深睡眠の阻害，睡眠の質の低下をきたし，日中の眠気や集中力の低下が起こります．そのため学習・労働遂行能力が低下（居眠り運転事故など）し，社会生活に支障をきたします．しかしそれだけではなく，心血管疾患の発症や増悪にも深くかかわっており，生命予後を悪化させる病態です．

　2つの大規模コホート研究（Wisconsin Sleep Cohort Study：WSCS と Sleep Heart Health Study：SHHS）では，両者ともに AHI（無呼吸低呼吸指数）が30以上の群で死亡率の上昇が認められています（図1, 2）．WSCS では，CPAP 使用者を除くとさらに死亡率が高くなることが示され，眠気の有無は AHI と死亡リスクとの関係に影響が認められませんでした．SHHS においては覚醒反応の頻度に関係がなく，間欠的低酸素血症の程度が死亡リス

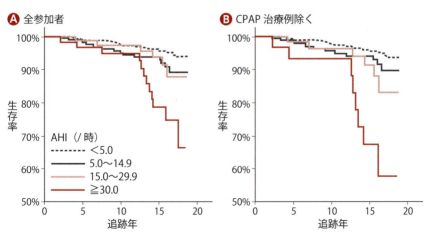

図1　重症度別生存曲線（WSCS）
CPAP 治療者を除くと死亡率がさらに増加した．
文献1より引用．

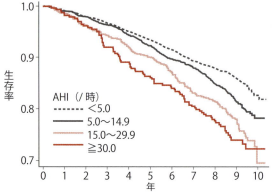

図2　重症度別生存曲線（SHHS）
重症度により3つのカテゴリーに分類．重症度が上がるにつれ生存率が低下．
文献2より引用．

クに関係したことが示されています．

　また，OSA患者は肥満とかかわりが深く，内臓肥満が関与するメタボリックシンドローム（MetS）を合併していることが多いです．例えMetSでなくても，高血圧，糖尿病，脂質異常症などが単独で合併していることが多く，それぞれの疾患は，冠動脈疾患，不整脈，心不全，脳卒中などの致死的な心血管系疾患を惹起します．OSAはがん，うつ病の発症リスクになることも言われており，診断的なアプローチをすることが必要です．

　最近ではOSAの認知度も高くなってきましたが，まだ単なる「いびき」の延長線上と軽く考える方がおり，致死的な転帰をとることもあることを医師自身も記憶にとどめておき，治療の手を緩めないよう注意が必要です．

参考文献

1) Young T, et al : Sleep disordered breathing and mortality: eighteen-year follow-up of the Wisconsin sleep cohort. Sleep, 31 : 1071-1078, 2008
2) Punjabi NM, et al : Sleep-disordered breathing and mortality: a prospective cohort study. PLoS Med, 6 : e1000132, 2009

詳細➡第3章[1]-1)-④

（藤江俊秀）

Q8 睡眠時無呼吸症でも眠気がなければ大丈夫？

 大丈夫ではありません．眠気がなくても，生活習慣病，脳血管障害，心血管障害は合併します．

　さまざまなコホート研究では，持続陽圧呼吸（CPAP）治療は全体でみると心血管障害の予後に影響がなかったという結果でした．しかし，「昼間の眠気」があるとCPAP治療は有効であるとされています．自覚症状があるとコンプライアンスがよく，CPAP治療の効果が出るのかもしれません．睡眠時無呼吸の病態の主因である「間欠的低酸素血症」と「睡眠の断片化」はパラレルに起こらないために，このような個人差が生じる可能性があります．前述のようなコンプライアンスではなく，間欠的な低酸素血症と睡眠の断片化をそれぞれ評価し，これらのパラメーターと生活習慣病，脳血管障害，心血管障害の予後を評価する必要があります．

　さて，日中の過剰な眠気は睡眠時無呼吸症の代表的な症状ですが，この症状がないこともあります．なぜかと言うと，眠気というのは自覚的なもので，その感じ方には個人差があるからです．睡眠時無呼吸症の眠気の診断によく使われるのがエプワース眠気尺度（ESS，日本版はJESS）で，1991年にMurray W. Johns博士によって開発された日中の眠気を自己判断できる質問票です（➡第4章②）．8項目の状況での眠気を4段階で回答して合計点で判断します．カットオフは10点で，11点以上で昼間の眠気ありとしますが，じつはこのカットオフ値での感度は66％であり（表），ROC曲線のAUCも0.601（p＝0.04）と必ずしも高くありません（図）[1]．つまり，昼間の眠気がないからOSAではないと考えるのは間違いで，見逃す可能性もありますので，ESSはあくまで参考あるいは治療効果の判定として使用するのがいいでしょう（合計点が2～3点低下した場合，臨床的に意味があるとされています）．

表 各ESSスコアでの感度と特異度

ESSスコア	AHI ≧ 5 感度（%）	特異度（%）
2	98	6
4	94	10
6	86	22
8	76	31
10	66	48
12	53	62
14	40	79

各ESSスコアをカットオフとした場合の，AHI（無呼吸低呼吸指数）≧ 5 となる感度，特異度．AHI ≧ 5が睡眠時無呼吸症の基準となる．
文献1より引用．

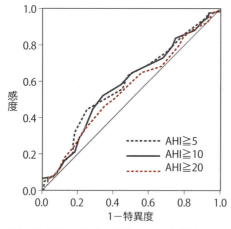

図 各AHIにおけるESSのROC曲線

ESSのスコアを5以上で陽性としたときの，AHIが5以上，10以上，あるいは20以上を睡眠時無呼吸症患者としたときのROC曲線．この曲線のAUCが0.5（この正方形の半分）に近く，感度・特異度はあまりよくないことがわかる．
文献1より引用．

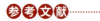

1）Rosenthal LD & Dolan DC：The Epworth sleepiness scale in the identification of obstructive sleep apnea. J Nerv Ment Dis, 196：429-431, 2008

（宮崎泰成）

1 いびき・無呼吸　**1）内科・全般**

Q9
睡眠時無呼吸症と認知症の関係は？

 閉塞性睡眠時無呼吸症（OSA）では比較的軽微ですが，認知機能障害が生じえます．

　認知機能には，注意，記憶，実行機能（計画，問題解決および精神的柔軟性のような高次認知技術），視空間/構造認識能力，処理速度（認知の速度）および言語（表現力および受容性）と，さまざまなものが含まれています．

　メタアナリシスの結果では，睡眠時呼吸障害患者では1.26倍認知機能障害を発症しやすいこと（95％ CI 1.05–1.50）がわかっています[1]．また，OSAは警戒/持続的注意能力，言語的/視覚的記憶および視空間/構造認識能力に影響を与えることもわかっていますが，短期記憶障害や表出言語や受容言語での顕著な障害はないと考えられています[2]．MRIなどの画像解析から間欠的な低酸素と睡眠の分断化によって海馬と前頭前野の神経細胞の消失が起こることが示されており，これらの領域は記憶過程と実行機能とに密接にかかわるので，上記のような障害が起こると説明されています．

　一方で，無呼吸・低呼吸が存在していても低酸素を伴わなければ（SpO_2＞90％）認知機能には有意な影響がないとの報告もあり，睡眠の分断化よりは間欠的低酸素の影響を重要視する報告もあれば，警戒/持続的注意能力については低酸素よりも睡眠の分断化が強く作用するとも考えられており，OSAと認知機能障害の直接の因果関係はさまざまな議論があることも事実です．

参考文献

1) Leng Y, et al：Association of Sleep-Disordered Breathing With Cognitive Function and Risk of Cognitive Impairment: A Systematic Review and Meta-analysis. JAMA Neurol，74：1237-1245，2017
2) Bucks RS, et al：Reviewing the relationship between OSA and cognition: Where do we go from here？ Respirology，22：1253-1261，2017

〈宮崎泰成〉

1 いびき・無呼吸　1）内科・全般

Q10

高齢者の睡眠時無呼吸症も治療する？

 心血管系への影響は比較的少ないようですが，著しくQOLを下げる症状が出ることもあるので，睡眠時無呼吸症による症状がある場合は治療したほうがいいでしょう．

　高齢者は閉塞性睡眠時無呼吸症（OSA）を高率に合併することがわかっています．OSAの有病率は，AHI（無呼吸低呼吸指数）5以上と定義すると全人口の9〜24％で，さらに日中の眠気に関連したものとすると全人口の2〜4％ですが，高齢者の有病率は，30〜80％に昇ります．高齢になるほど，無呼吸のイベントで分類した重症度は高くなります．

　高齢者の睡眠時無呼吸症の症状は若中年のそれとは異なっています（**表**）．いびきが少ないことも特徴です．閉塞性の割合が高いのは変わりありませんが，中枢性（CSA）が増えてきます．混乱，認知機能の低下，夜間頻尿，夜尿症といった非典型的な症状を訴えます．

　多くの報告では，高齢者において，OSAがあることによる心血管系への影響は，中年層に比較して少ないと考えられており，死亡リスクが増加するか

表　OSAの症状の比較－中年と高齢者

中年	高齢者
・いびき ・無呼吸 ・日中の眠気 ・起床時の頭痛 ・知性の低下 ・性格の変化 ・幻覚，自動症 ・呼吸困難（特に労作時） ・不眠症 ・インポテンツ	・いびき ・無呼吸 ・日中の眠気 ・起床時の頭痛 ・活動性・認知機能の低下 ・夜間頻尿 ・尿失禁 ・抑うつ ・混乱 ・夜間の窒息感 ・ドライマウス

どうかは明らかではありません．しかし，高齢者は心血管疾患合併リスクよも活動性や認知機能が低下することに注目するべきです．日中の眠気や夜間頻尿などのため転倒のリスクも増加するので，極度にQOLが低下する可能性があります．表のような症状があるときは積極的に治療しましょう．

疫学的には，OSAは交通事故，高血圧，心血管障害，脳血管障害および死亡率の増加に関連し，糖尿病，うつ病，および周術期のリスクを上昇させ，QOLを低下させます．しかし，高齢者ではいくつかの代償機構があり，それらが間欠的低酸素血症による障害に抵抗性があるため，心血管障害に対する影響は減少しているとの報告が多いようです．一方で，中等症から重症のOSAにおいては，高齢者でも脳血管障害や心血管障害のリスクは変わらないとし，持続陽圧呼吸（CPAP）治療は有効であるとの報告もあります．

（宮崎泰成）

> 1 いびき・無呼吸　1) 内科・全般

Q11 睡眠時無呼吸症を治療しないとどうなる？

A 重症の閉塞性睡眠時無呼吸症（OSA）では治療をしないと生存率が下がることがわかっています．

　1988年に重要な報告がありました[1]．それまで無治療の場合のOSAの死亡率は明らかではなかったのですが，男性のOSA患者を対象に研究が行われたのです．無治療の場合，8年生存率は無呼吸指数（AI）が20以下の患者で96％，一方AIが20を超える患者（重症例）で63％（$p<0.05$）と有意に低下していることがわかりました（図）．他の疾患による死亡が少ないと考えられる50歳未満の解析でも同様の結果でした．この生存率の低下は，おそらくOSAの合併症・併存症が原因ではないかと考えられています．高血圧や糖尿病，心血管障害や脳血管障害などです．OSAの症状である昼間の眠気による自動車事故も原因になるかもしれません．持続陽圧呼吸（CPAP）治療によってこの生存率の低下が改善することもわかっています．

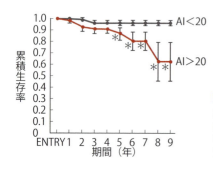

図　無治療OSAの累積生存率
無呼吸指数が20以下あるいは20を超える睡眠時無呼吸症患者における無治療累積死亡率．20を超える群で有意に死亡率が高いことがわかる．
文献1より引用．

詳細➡第3章①-1)-④，第5章①-1)-①

参考文献

1) He J, et al：Mortality and apnea index in obstructive sleep apnea. Experience in 385 male patients. Chest, 94：9-14, 1988

（宮崎泰成）

Q12 CPAPはどれだけの時間使えばいい？

A 治療効果を発揮するためには，4時間以上使用する日が70〜80％（週5日程度）必要であると言われています．

　持続陽圧呼吸（CPAP）の効果はその使用頻度に依存すると言われており，治療の受け入れ（アクセプタンス）とどの程度使用できているか（アドヒアランス）が重要です．CPAPは内服薬と違い大がかりであるため，治療の受け入れが困難であることも多いです．また例え受け入れたとしてもさまざまな理由で使用できないことも多いです．アドヒアランスは，現在では平均使用日数と1日の使用時間で評価されています．1日4時間以上使用する日が70〜80％（週5日程度）であれば治療効果が期待でき，アドヒアランスは良好と評価します．

　CPAPが心血管疾患によるイベントを減少させないなどの大規模臨床試験[1]のデータが発表されたりしていますが，その研究ではCPAPの平均装着時間が3.3時間と短いことから，その程度の装着時間では治療効果が発揮できないということも言えます．長期アドヒアランスに影響を及ぼす因子には，患者属性（年齢，性別，性格，理解力，意欲），閉塞性睡眠時無呼吸症（OSA）の自覚症状の有無と程度，耳鼻咽喉科的な疾患，インターフェイス，CPAPをつけても眠気が残存すること，CPAP自体の装着感，社会経済的要因などがあげられます．複雑なこれらの要因について1つひとつ対応していく努力が必要であると思われます．

参考文献

1) Yu J, et al : Association of Positive Airway Pressure With Cardiovascular Events and Death in Adults With Sleep Apnea: A Systematic Review and Meta-analysis. JAMA, 318：156-166, 2017

詳細➡第5章 1)-④

（藤江俊秀）

Q13 CPAP治療を続けてもらうコツは？

 CPAP治療の成功の鍵はマスクフィッティングが握っており，患者を励ましながら対応を続けることが重要です．

　持続陽圧呼吸（CPAP）治療は医療従事者が考えている以上に，患者にとって重大な出来事であり，まず導入の際の丁寧な説明が必要です．CPAPを断念する人のほとんどは2週間から1カ月以内に集中しており，その期間のうちにできるだけマスクのフィッティングや圧設定などの機器の設定などをこまめに変更することが重要です．また鼻閉などは耳鼻咽喉科との連携もとりながら，鼻腔通気などの測定も取り入れながら，点鼻薬や耳鼻咽喉科的な処置などをしていくことも必要です．

　また，CPAP治療は長年の間継続していく治療であるため，導入当初はうまくできていても，何かのきっかけで息苦しくなったり，モチベーションが低下することがあったりして治療を中止したいと申し出る患者も見受けられます．また治療をずっと続けなければいけないと説明すると，それだけで治療に尻込みをすることもあります．現在のところCPAP以上の治療で確立された治療が存在しないことを丁寧に根気強く説明する必要があります．

① マスクフィッティング

　マスクフィッティングはCPAP治療の成功の鍵を握っています．患者のつけ心地を最優先して行います．
①マスクの大きさを選定する．大きすぎても小さすぎても呼吸困難感を誘発してしまう．
②鼻のクッションの位置を調整する．鼻クッションが顔の上で座りのよい位置に当て，鼻まわりへの当たり感が均一になる場所に調整する．クッションの膜が鼻の穴をふさいでいないことを確認する．
③顔とマスクのフレームがなるべく平行になるようにする．傾きがあると目元や口元への空気漏れの原因になる．

④ヘッドギアを固定するバンドを緩めた状態から徐々に締めていく，締め付けが強いと鼻の周りが痛くなり，緩いと空気漏れが強くなる．適宜空気を流して空気漏れのある部位がないか確認する．

⑤座った状態と寝たときの状態は違うので，一度患者を横にしてバンドの長さを微調整する．

　最初慣れるまで時間がかかることがあるため，最初から長時間の使用を指導せず，徐々に装着時間を増やしていくよう指導します．口呼吸が改善しない場合には口鼻マスクが使用されますが，死腔が増えることもあり設定圧も含めて調整します．ピロータイプのマスクは閉塞感がなくつけ心地が良好ですが，すぐ外れてしまうことが難点です．

② 圧設定（タイトレーション）

　CPAP治療においては適正圧になっているかを外来でもモニタリングする必要があります．マニュアルタイトレーションで適正圧を設定しても，体重の増減により閉塞性睡眠時無呼吸症（OSA）の状態は変化するため，CPAPのデータカードなどを利用し，患者の声を聞きながら快適に睡眠がとれるよう工夫します．CPAP導入当初は空気圧に慣れていないため，適正圧までの時間を長く（ランプ時間の設定）すると不快感なく装着できることもあります．自動CPAPのモニタリングの精度は向上していますが，開口やマスクからのリークにより，無呼吸と判断して圧上昇をきたし，圧上昇のためリークが増える悪循環に至ることや，圧上昇により呼吸が不安定化し，中枢性無呼吸が出現することもあります．また呼吸イベントが，終夜睡眠ポリグラフ（PSG）で測定したAHI（無呼吸低呼吸指数）とは違うことにも留意する必要があります．

③ 鼻閉など

　鼻閉は，鼻呼吸を妨げる要因となり，OSAの悪化要因であるだけでなく，CPAP継続に影響を与える大きな原因の1つです．CPAPを開始する前に鼻閉の評価を行い，耳鼻咽喉科医師との連携をとりながら，ステロイド点鼻や抗ヒスタミン薬の投与，外科的な処置などの治療をしていきます．

詳細➡第5章①-1)-④

（藤江俊秀）

1 いびき・無呼吸　1）内科・全般

Q14

歯科に紹介する際の注意点は？

A 睡眠時無呼吸症と診断し，マウスピース（OA）治療の適応であると判断する必要があります．また，口の中を見て齲歯，歯肉炎や義歯の有無，顎の具合をチェックしましょう．

　閉塞性睡眠時無呼吸症（OSA）患者を医科から歯科に紹介するときの注意点は，診断すること，簡単な歯科的診査をすること，の2点です．

① 診断

- 睡眠時無呼吸症として歯科でOA治療を開始するには，事前に医科において睡眠検査および睡眠時無呼吸症の診断が必要です．
- 歯科で健康保険による診療を開始するためには，診断名とOA治療適用と判断した理由が含まれた医科からの紹介状が必要です．

② 口腔内のチェック，顎のチェック

　齲歯や歯肉炎の治療中の場合は，治療が終わってから紹介しましょう．義歯などがあり，欠損歯が多い場合は，OAの作製が難しいことが多いので総合病院や大学病院の歯科をお勧めします．こんなに歯がなくても大丈夫なの，という人でもOA治療が可能であることがあるので，一度は相談してみるべきです．顎関節症がある場合は悪化することがあります．顎関節症専門の外来もある病院をお勧めします．OA治療は，噛み合わせや顎関節症に注意しながら行わなければいけないので，この治療に慣れた歯科医に診ていただいた方がいいでしょう．日本睡眠歯科学会から全国の睡眠歯科医・医療機関リストが公開されています．参考にするといいでしょう（http://jadsm.jp/ippan/kikan.html）．

詳細➡第2章②

（宮崎泰成）

Q15
CPAP・OA・手術，どれを選ぶ？

 現時点での閉塞性睡眠時無呼吸症（OSA）の標準治療はCPAPです．

　持続陽圧呼吸（CPAP）療法は，OSA症状，QOL，OSAの合併症の改善に対して高い効果があるので，中等症から重症のOSAの標準治療です．しかし，CPAPのアドヒアランスは限定的であるため，治療が続けられない患者の場合，CPAP以外の治療を検討します．その際，患者ごとの歯型に合わせたマウスピース（OA）治療が選択されることが多く，現在のところ，単純いびき症，軽症，中等症，ときに重症のOSAまで広く対象となっています．OA治療の原理は，睡眠中に上顎下顎を固定するOAで下顎全体を前方に突出させて気道の虚脱を防ぐものです．その虚脱防止効果はCPAPには劣るのですが，昼間の眠気の軽減，QOL，血管内皮傷害および血圧に対する効果は，使いやすさと高いアドヒアランスを合わせると，CPAPと同等に近いとも考えられています．

　手術の役割は依然として議論の余地があります．口蓋垂軟口蓋咽頭形成術（UPPP）は十分に確立された手順であり，CPAPによる治療が失敗した場合に考慮します．頭蓋顔面奇形を有する患者には，口腔外科的な上下顎前方移動術が検討されることもあります．

　体重のコントロールは，すべての肥満を有するOSA患者に行うべき治療です．気道の閉塞あるいは狭窄により呼吸努力が増えるのですが，じつは，CPAP治療によってそれが軽減され，夜間の消費カロリーが減ります．そのため，CPAP治療中は若干体重が増えますので，栄養指導や運動療法指導により体重のコントロールも一緒に行う必要があります．

　CPAP，OA，手術，体重のコントロールなどの治療の原理は，OSAが上気道の解剖学的問題と虚脱しやすさを解消するためのものですが，神経や筋力といった生理学的な問題もOSAにはあり，それに対する治療が模索されています．例えば，咽頭の筋肉，特にオトガイ舌筋は上気道開存性の維持に最も

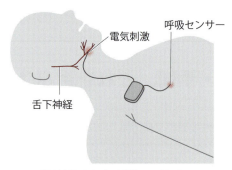

図　舌下神経を電気刺激する治療
横隔膜運動を感知して吸気時にのみ舌下神経を刺激し上気道虚脱を防ぐデバイス.
文献1を参考に作成.

重要な筋肉です．この筋肉は上気道が陰圧になると収縮して気道を開く働きがあるのですが，OSA患者の30％超でこの反応が低下していることがわかっています．その治療のために，舌下神経を電気的に刺激する電極を埋め込むという治療が行われており，有効性が報告されています[1]．このような新しい治療が世界的に模索されています．生理学的な問題は，肥満のないOSA患者に現れることが多いので，肥満のないOSAが多い日本人にもしかしたら適用になるかもしれません．

詳細➡第5章 1 -1)- ④～ ⑦

1) Strollo PJ Jr, et al：Upper-airway stimulation for obstructive sleep apnea. N Engl J Med, 370：139-149, 2014

（宮崎泰成）

1 いびき・無呼吸　1）内科・全般

Q16
簡易検査と精密検査（PSG）の違いは？

 簡易検査は主に睡眠時無呼吸症のスクリーニングに用いられる検査です．睡眠時無呼吸症の確定診断や正確な重症度の診断には精密検査（PSG）が必要です．

　簡易検査（簡易睡眠時呼吸検知装置）は，通常，睡眠時無呼吸症を疑う患者さんに対してスクリーニングを行うために用いられます．チャンネルの少ないポータブルの機器を患者さん自身で装着していただくことができるため，自宅で検査を行うことが可能です．最も簡単なものは，鼻のフローセンサーとSpO_2センサーからなっています（図）．最近では，胸壁運動をみることで，閉塞性・中枢性イベントの区別がある程度できるものや，体位センサーを内蔵し，体位別にイベント数をみることができるものもあります．

　終夜睡眠ポリグラフ（PSG）が簡易検査と大きく異なるところは，睡眠中の脳波をみているところです．脳波による正確な睡眠時間の測定ができるため，睡眠1時間あたりの無呼吸低呼吸の回数（AHI：無呼吸低呼吸指数）の

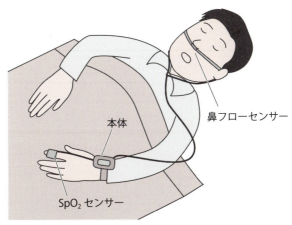

図　簡易検査機器の1例（鼻フローセンサーとSpO_2センサーからなる）

正確な計測が可能となります．また，脳波から睡眠ステージや覚醒反応を判定することができるため，REM/non-REMの睡眠構築が保たれているか，無呼吸低呼吸イベントによりどれだけ覚醒反応が起きているか，深睡眠が得られているかといったように，睡眠の質を評価することが可能です．また，下肢の筋電図も測定しており，周期性四肢運動障害（PLMD）など，無呼吸症以外の睡眠障害の原因となる病態の診断も可能です．

　前述のように，PSGではAHIを「（無呼吸低呼吸イベント数）/（脳波から判定した総睡眠時間）」として得ているのに対して，簡易検査では無呼吸低呼吸イベント数を総睡眠時間の代わりに計測時間で割っているため，PSGにおけるAHIに対して，RDI（呼吸障害指数）とよぶことが多いです．米国睡眠医学会（AASM）によるICSD-3では，REI（呼吸イベント指数）とよぶことも推奨しています．

　睡眠呼吸障害の診断のゴールデンスタンダードはPSGですが，簡易検査でも中等症〜重症の閉塞性睡眠時無呼吸症（OSA）の診断では，PSGとかなり高い相関性をもって診断ができるとされており，例えば米国では医療経済事情も反映して，前述ICSD-3では，簡易検査をPSGと同等に扱っています．

詳細➡第4章③

（玉岡明洋）

48　　いびき!? 眠気!? 睡眠時無呼吸症を疑ったら

1 いびき・無呼吸　1）内科・全般

Q17

PSGの波形をどのように見ればいい？

 PSG波形は主に，1画面30秒の波形で脳波を確認し，1画面2分（または5分）の波形で呼吸イベントを確認します．

図1は1画面30秒（1エポック）の波形で，主に睡眠の評価に用います．脳波は低振幅でさまざまな周波数が混在する脳波活動（LAMF）を認め，眼電図に急速眼球運動（REM）を認めます．オトガイ筋筋電図は低電位であり，このエポックの睡眠段階はStage R（レム睡眠）と判定されます．このように睡眠段階は30秒ごとに判定し，同時に覚醒反応の判定を行います．睡眠中に脳波周波数が急激に変化し，α，θ，16 Hzを超える（睡眠紡錘波ではない）周波数が3秒以上持続している場合，覚醒反応と判定します．図1では，エポックのはじめからStage Rの睡眠がみられ，エポックの終わり付近でα波が認められ，これを覚醒反応と判定します．また睡眠中に気流の停止と胸腹部の呼吸運動が認められ，閉塞性無呼吸を生じています．そして，呼吸の再開と同時に覚醒反応がみられています．このことから呼吸イベントによって生じた覚醒反応と判断されます．

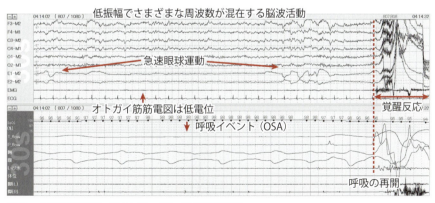

図1　1画面30秒（1エポック）のPSG波形
主に脳波などを確認して，睡眠の評価を行う．測定項目の説明は（→第4章3）．

49

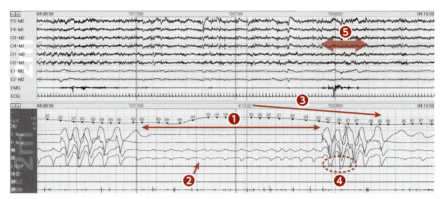

図2　1画面2分のPSG波形
主に呼吸状態の評価を行う．

　図2は1画面2分の波形で，主に呼吸イベントの判定に用います．温度センサー（T-flow），鼻圧センサー（P-flow）で10秒以上持続する波形の平坦化を認め，無呼吸を呈しています（❶）．胸腹部の波形は逆位相に動いています（❷）．動脈血酸素飽和度は気流停止の少し後から低下を認めます（❸）．また呼吸の再開時にはいびきを伴い（❹），脳波では覚醒反応が認められます（❺）．これらからこの呼吸イベントは閉塞性無呼吸と判定されます．無呼吸の波形の分類は ➡第3章①-2 ．

詳細➡第4章③

（河野奈津子）

Q18

AHI, RDI, ODIの違いは何？

 いずれも呼吸イベントの指標として用いられます．測定機器や解析法により算出される項目や値は異なり，PSGで算出される数値が最も正確です．

- AHI（無呼吸低呼吸指数）

  1時間あたりの無呼吸，低呼吸の数です．

  気流の振幅がイベント前のベースラインから90％以上低下している時間が10秒以上持続している場合，無呼吸と判定されます．

  気流の振幅がイベント前のベースラインから30％以上低下している時間が10秒以上持続し，SpO_2値がイベント前のベースラインから3％以上低下あるいは覚醒反応を伴う場合，低呼吸と判定されます．

- RDI（呼吸障害指数）

  1時間あたりの無呼吸，低呼吸，RERA（呼吸努力関連覚醒反応）の数です．無呼吸や低呼吸の基準を満たさないが，呼吸努力の増加あるいは気流波形の平坦化を認める10秒以上持続する一連の呼吸が，睡眠から覚醒反応を生じた場合，RERAと判定します．

- ODI（酸素飽和度低下指数）

  ベースラインのSpO_2値から数％以上（多くは3％あるいは4％）低下した回数を1時間当りに換算した値です．

	AHI	RDI	ODI
PSG	（無呼吸数＋低呼吸数）×60／総睡眠時間	（無呼吸数＋低呼吸数＋RERA数）×60／総睡眠時間	酸素飽和度低下数×60／総睡眠時間
簡易検査※	（無呼吸数＋低呼吸数）×60／総記録時間	算出不能	酸素飽和度低下数×60／総記録時間
パルスオキシメータ	算出不能	算出不能	酸素飽和度低下数×60／総記録時間

総睡眠時間，総記録時間の単位は「分」なので，1時間あたりにするために「×60」をしている．
※数チャンネル装着するタイプの機器．

PSGではAHI，RDI，ODIの3項目が算出可能です．脳波を測定しているので正確な睡眠時間（総睡眠時間）を分母として用いるため，最も正確な指数が算出されます．またPSGのデータ解析でRERA（呼吸努力関連覚醒反応）を判定した場合は，RDIが算出されます．

簡易検査では，AHI，ODIが算出可能です．脳波を測定していないため，総記録時間を分母として指数が算出されます．呼吸イベント数は視察で解析を行うことで多少精度は上がりますが，低呼吸の判定などPSGと同様の判定はできないので注意が必要です．また，簡易検査におけるAHIをRDI，REI（呼吸イベント指数）と表現される場合があります．解析レポートでRDI，REIと記載されている場合は，その指数の計算式を確認することをお勧めします．

パルスオキシメーターではODIのみが算出されます．簡易検査と同様で，総記録時間を分母として指数が算出されます．

このように検査機器や解析法によって算出される数値の内容は異なります．指数を見る際には，どの機器で算出された数値なのか，どのような解析で算出された数値なのかを確認することが大切です．

詳細➡第4章3

（河野奈津子）

Q19 睡眠時無呼吸症の判定は簡易検査で十分か？

 簡易検査は，閉塞性睡眠時無呼吸症（OSA）の診断にはある程度有用ですが，精密な診断やその他の睡眠呼吸障害の鑑別には終夜睡眠ポリグラフ（PSG）まで行うことが必要です．

　簡易検査では，最低限，鼻のフローセンサーとSpO_2センサーでの評価を行います．それにより呼吸状態の評価はできますが，脳波をみていないため正確な睡眠時間はわかりません．終夜睡眠ポリグラフ（PSG）では，AHI（無呼吸低呼吸指数）＝無呼吸・低呼吸イベント数／総睡眠時間として算出されますが，簡易検査では，無呼吸・低呼吸イベント数／計測時間となるため，必ずしも本当に患者さんが眠っていた時間あたりのイベント数をみていないことになります．そのためAHIに対してしばしば，RDI（呼吸障害指数）とよんでいます．

　通常，簡易検査で，RDIが5以上であれば，睡眠時無呼吸症の可能性が高いと判断して，PSGによる確定診断，重症度診断を行うことが望ましいとされています．ただし，RDIが5未満であっても，正確な睡眠状態の評価ができない簡易検査では，無呼吸低呼吸の検出感度がPSGに比べて低いことを考えると注意が必要です．日中の眠気やいびきの指摘が明らかであれば，簡易検査のRDIが5未満であってもPSGまで施行することを考慮すべきです．ただし，PSGは睡眠呼吸障害の診断に必須の検査ではあるものの，脳波を含めたくさんのモニターの装着が必要であり，さらに一晩技師がアテンドしての検査を行うとなると，人的負担も大きく，行える施設も限られてきます．

　一方，簡易検査でも中等症～重症の閉塞性睡眠時無呼吸症（OSA）では，PSGとかなり高い相関性をもって診断ができるとされており医療経済事情がより厳しい米国などでは，米国睡眠医学会（AASM）によるICSD-3にて簡易検査をPSGと同等に扱っており，費用のかかるPSGまで施行せずにOSAの診断→持続陽圧呼吸（CPAP）治療の導入を進められるような体制となっ

ています.

わが国の現状の健康保険制度では，PSGでAHIが20以上の場合にCPAP治療の保険適用となりますが，簡易検査であってもRDIが40以上であれば，重症OSAの可能性がきわめて高いためCPAPの健康保険適用とされています．ただし簡易検査の結果に基づいてCPAPを導入した場合でも，一度CPAPの効果を再評価するために，CPAP使用下でのPSG（タイトレーション）を行っておくことが望ましいでしょう．

詳細➡第4章3

（玉岡明洋）

1 いびき・無呼吸　2) 耳鼻咽喉科・口腔外科

Q20

鼻閉と無呼吸の関係は？

 鼻閉があると気道内圧が低下するため，呼吸困難を自覚するようになり，口呼吸や無呼吸が誘発されやすくなると考えられています．

① 気道の一部としての鼻腔

　慢性副鼻腔炎や鼻茸，鼻中隔弯曲症，アレルギー性鼻炎といった鼻疾患があると，鼻閉が生じやすいことはご存知のことかと思います．

　普段人は鼻呼吸を行って，体内に酸素を取り込み，二酸化炭素を排出するという一連の動作を無意識に行っています．この空気の出入りは，鼻から咽頭，そして気管・肺へとただ空気が流れているわけではなく，これらの通り道をスムーズに空気が流れるように，気道内圧を上げ，気道を外側に押し広げるという役目も果たしています．

　しかし鼻閉が生じると，その程度に応じて吸入量が減ります．そうなると空気による外側へ押す力が弱くなります（気道内圧を低下させる）ので，気道の狭窄（虚脱）が生じやすくなり，呼吸困難を生じるようになります．日中は呼吸困難を改善しようと口呼吸をするようになると考えられます．一方，睡眠中は口呼吸の場合もあれば，それが不十分なときは無呼吸の状態を生じやすくなると考えられています．

　鼻呼吸のときと口呼吸のときとでは，咽頭周囲の筋活動に差が生じているとの報告もあり，口呼吸になると無呼吸になりやすくなる可能性が示唆されています．

② 鼻茸の形成による鼻閉の悪化

　鼻を通る空気は，鼻に付随する臓器である副鼻腔という空間の自浄作用にも大切な役割を担っています．鼻閉があることで口呼吸が多くなると，この自浄作用が低下することにより，慢性的に副鼻腔のなかに老廃物がたまりやすくなり，細菌やウイルスの恰好のすみかになる可能性が高くなってきます．

この状態が慢性副鼻腔炎，いわゆる蓄膿症です．炎症が遷延したり反復したりすると，粘膜が腫脹し鼻茸が形成されることもあります．アレルギー性鼻炎でも鼻茸が形成されることはありますが，鼻茸の形成は鼻閉を増悪させる原因となります．鼻閉が悪化することで，口呼吸や無呼吸がさらに悪化するという，悪循環に陥ってしまう可能性があります．鼻茸が形成されるような病態に対しては，内服治療，点鼻薬による治療，さらには内視鏡下鼻内手術を行って，症状改善を図ります．

詳細➡第5章①-1)-⑥

③ 環境が影響する鼻閉

　鼻茸などの異常が鼻腔内に存在しない場合でも，夜間に鼻閉を生じることがあります．

　その代表が，寒冷性鼻炎や乾燥性鼻炎と言われる状態で，冬の乾燥する時期に生じやすい傾向にあります．濡れガーゼつきのマスクをして寝る方もいます．これを改善するために，抗ヒスタミン薬，抗ロイコトリエン受容体拮抗薬，ステロイド含有点鼻薬などを用いることがあります．CPAP治療（持続陽圧呼吸療法）を行っている方で，冬場の方が辛い気がすると話される方がいます．

（鈴木康弘）

56　いびき!? 眠気!? 睡眠時無呼吸症を疑ったら

1 いびき・無呼吸　2）耳鼻咽喉科・口腔外科

Q21

睡眠時無呼吸症で手術をすることはある？

 原因となっている場所により異なりますが，検査結果しだいでは手術をすることはあります．

１ わが国の睡眠時無呼吸症診療の現状

　最近，睡眠時無呼吸症の罹患者による重大事故が報道されたことにより睡眠の質に対する関心が高まってきた印象で，相談に来られる人が以前より増えているものと思われます．また，日本人をはじめとする東洋人は，欧米人に比べ一般的に顎の長さが短いと言われており，睡眠時無呼吸症を生じやすい骨格であると言われています．

２ 選択される手術と手術適応の判断材料

　睡眠時無呼吸症が疑われた方には，まず睡眠テスト〔PSG検査：終夜睡眠ポリグラフ検査〕を受けていただくようお願いしています．検査結果でAHI 5未満程度の閉塞性睡眠時無呼吸症とまではいかないと診断された場合は，側臥位で寝てもらうなど，保存的に経過をみることが多いです（**表**）（AHIについては **Q18**）．

　軽症から中等症（AHI 5以上20未満程度）と診断された場合は，マウスピース（OA）などの使用をまずは検討していただくことが多いです．慢性副鼻腔炎や鼻茸，鼻中隔弯曲症があり鼻閉を自覚している症例に対しては，OAのみの対応では呼吸困難が強く出るものと考えられますので，内視鏡下鼻内手術や鼻中隔矯正術を行って，鼻閉の改善をめざします．アレルギー性鼻炎や慢性鼻炎でも鼻閉を生じることがありますが，現在のところこれらの疾患を根治することは難しく，抗ヒスタミン薬やステロイド含有点鼻薬，抗ロイコトリエン受容体拮抗薬などを用いた対症療法が主流と考えられます．このような治療を行っても症状が改善しない場合には，下鼻甲介粘膜のレーザー焼灼術や下鼻甲介粘膜下減量術，後鼻神経切断術などを行うことがあります．

表　OSAの重症度と治療法

AHIの結果	選択する治療法
5未満	対症療法
5以上20未満	マウスピース（OA）などの保存的治療
20以上	CPAP（第一選択），軟口蓋形成術，口蓋扁桃摘出術などの手術的治療

AHIの数値はおおまかな基準であり，それぞれの症例により治療適応は判断する必要がある.

　重症（AHI 20以上程度）と診断された場合は，CPAP（持続陽圧呼吸）が第一選択ですが，扁桃肥大や口蓋垂の肥大などが存在していることが多く，その場合は口蓋扁桃摘出術や軟口蓋形成術（いくつか種類があります）も検討することになります. 鼻閉を自覚していることも多く，中等症のところで説明したような手術を追加で行うことがあります.

③ その他の手術について

　一般的には小学校低学年までの小児に多い疾患であるアデノイド増殖症が，稀に成人になっても増殖した状態で残存し，これにより睡眠時無呼吸症を生じていることがあります. このような症例に対しては，アデノイド切除術を行います.

　舌根扁桃肥大も睡眠時無呼吸症の原因になる場合があり，レーザーによる舌根扁桃の減量術を行っている施設もあります. 稀ではありますが，鼻腔，口腔，咽頭喉頭領域の腫瘍性病変に伴う睡眠時無呼吸症もあり，それぞれの疾患に応じた手術を検討することがあります. 手術に関しては，　第5章①-1)-⑥　あるいは成書も参照してください.

(鈴木康弘)

58　いびき!? 眠気!? 睡眠時無呼吸症を疑ったら

1 いびき・無呼吸　**2)** 耳鼻咽喉科・口腔外科

Q22
鼻の手術で，いびきや無呼吸は治る？

> **A** 治る場合もありますが，軟口蓋や舌根部も関与していることが多いので治らない場合もあります．

① 睡眠時無呼吸症やいびきの病態

　睡眠時無呼吸症は，局所の原因でなる場合と，中枢の原因でなる場合があります．

　中枢の原因で生じている場合は，手術では治すことができないことはわかるかと思います．

　局所が原因の場合ですが，上気道で狭くなりやすい部分としては，鼻腔，軟口蓋，舌根があげられます．例えば，弯曲の程度が強い鼻中隔弯曲症があり，これが原因で無呼吸やいびきが生じている場合なら，鼻中隔矯正術を行って，鼻腔を広げてあげれば症状は改善します．しかし，いびきや無呼吸は，一般的には鼻だけでなく，軟口蓋や舌根部も関与して，複合した病態で生じていることが多いです．この点から，鼻の手術だけでいびきや無呼吸が治ることもありますが，治らない場合もあるという結論になってしまいます．

　この裏づけになるかと思いますが，鼻の手術の前後で睡眠テストを行った症例があり，AHI（無呼吸低呼吸指数）を比較したところ，数値はほとんど変化しませんでした．

② いびきの成因

　いびきは，狭い部分を空気が通るときに生じる音です．鼻茸があり鼻腔が狭くなっている（図❶）と，その部分を空気が通る際に，いびきが生じます．また❶でも記載しましたが上気道で狭い部分は軟口蓋と舌根にもありますので，これらの部分が狭くなっていても，いびきが生じてしまいます．

　軟口蓋は口蓋帆挙筋で挙上され，食物が鼻に逆流するのを防止しています．しかし，睡眠や加齢に伴った筋緊張の低下で，特に仰臥位のときに軟口蓋が

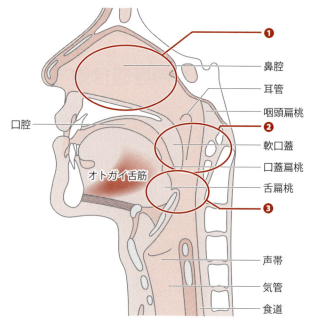

図　上気道で狭窄しやすい部分
上気道のどの部分が主に狭窄しているかを見極め，治療の適応を判断することが大切になる．

背部に偏位することで，いびきが生じやすくなります（図❷）．この場合，鼻の手術では治すことができないので，軟口蓋の手術を検討することになります（ 詳細➡第5章 1 -1)-⑥ ）．

　舌根部は，東洋人は顎が短いために，特に睡眠中に舌根沈下が起きやすい構造になっています（図❸）．舌根沈下が生じることで，舌根部の狭窄が生じて，いびきが生じることになります．この場合も，鼻の手術ではなく，マウスピース（OA）などを用いて舌根沈下を防止する，舌の可動筋の大部分を占めるオトガイ舌筋を鍛える（舌エクササイズなど），下顎の手術を行うなどの対応が必要になります．

　それぞれの手術に関しては，成書を参照してください．

(鈴木康弘)

1 いびき・無呼吸　2) 耳鼻咽喉科・口腔外科

Q23
喉のレーザー治療はどんなもの？

 レーザーを用いて，軟口蓋や口蓋垂の一部を切除するという治療です．レーザーは，切除しながら止血も行える利点があります．

1 一般的なOSAに対する手術（UPPP）

　軟口蓋を支える筋肉が弛緩していたり，口蓋垂が長かったり，軟口蓋が後方に偏位していたりすると，気道を狭くする原因となり，そこを空気が通る際に，これらを振動させることでいびきが生じると考えられています．

　口蓋垂や軟口蓋の一部を切除すると，気道が狭くなるのを予防できるために，いびきが改善するというのが，口蓋垂口蓋咽頭形成術（UPPP）の目的です．図に，——で大まかな切除部位を示します．扁桃肥大の程度，軟口蓋の大きさにより切除範囲は変わります．

　軟口蓋を大きく切除してしまうと，経口摂取時の鼻咽腔閉鎖機能が障害されてしまい，食物が鼻に回ってしまうことが起こり得るので，このような後遺症が生じないように切除する軟口蓋の範囲を慎重に検討する必要があります．

　一般的にこの手術は全身麻酔（1時間程度）で行い，入院治療が必要になります．メスを用いて外科的に行う場合もあれば，施設によってはレーザーを用いて行う場合もありますが，術式や術後の対応に関しては，いずれの術式を行ってもほぼ同様です．レーザー手術を行っている施設は，日帰り手術として行われている場合も多いようです．

　メスを用いる場合は，力の加減で切除しすぎたり，出血をすると視野が取りにくくなることがあります．レーザーを用いると，切除する深さを確認しながらできますし，止血をしながら操作を進められる利点があります．

　いびきの原因として，軟口蓋自体が空気の作用で振動するためとも考えられており，この点ではレーザー手術を行っても，完全にいびきを治療することはできません．

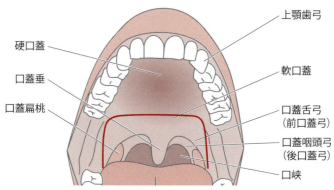

図　UPPPでの大まかな切除部位
扁桃肥大の有無，口蓋垂の長さなどで，症例ごとに切除する範囲を慎重に検討する必要がある．

② その他の手術（LAUP）

①で説明した手術よりも低侵襲で行えるとされているのが，LAUP（レーザーによる口蓋垂口蓋形成術）です．

これは，レーザーを使用して口蓋垂の一部のみを切除するというもので，UPPPのように軟口蓋や口蓋扁桃には操作が及ばない手術方法のようです．局所麻酔で行え，手術時間も15〜30分程度のようで，日帰り手術で行えます．

しかしこの術式を睡眠時無呼吸症に適応した場合，かえって症状を悪化させてしまうという意見もあるようで，欧米ではあまり推奨されていないようです．ちなみに日本では保険適用されておらず，現在は自費診療で行われているようです．

また，**Q21-③**でも触れた舌根扁桃肥大の方には，レーザーを用いた舌根扁桃減量術が行われています．

（鈴木康弘）

1 いびき・無呼吸 2）耳鼻咽喉科・口腔外科

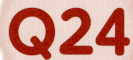

口蓋垂の手術はどんなものがある？

 レーザーを用いた日帰りが可能な外来手術から，入院で行う外科的な手術まであります．

① 一般的な口蓋垂口蓋咽頭形成術

現在も比較的多くの施設で行われていると思われる術式です．詳細は成書を参照していただきたいが，口蓋垂の両側を切り上げ，切り上げた部分の粘膜をそれぞれで縫縮した後，口蓋扁桃摘出術を行って，さらに前後口蓋弓粘膜を縫縮して空間を広げようとするものです（図1）．

口蓋垂が長い症例に関しては，口蓋垂の基部で切除する方法を選択する場合もあるようです．これらの手術は場合により口腔内の形態が変わってしまうために，開鼻声（鼻に空気が抜けてしまうために生じる声）になる症例や声質の変化を自覚する症例もあるようです．

② 口蓋垂の形態を温存する方法

軟口蓋粘膜のみ（図2　　部分）を切除し，その部分を縫縮することによって，軟口蓋全体を前方に牽引し，後方の空間を広げる手術方法です．欧

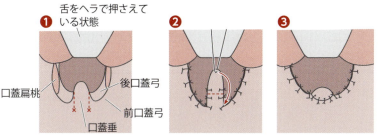

図1　一般的な口蓋垂口蓋咽頭形成術
①口蓋垂の両側を10 mm程度切り上げる．②口蓋垂の切除断端を縫合し，口蓋扁桃を摘出する．前口蓋弓と後口蓋弓を縫縮する．③口蓋垂も折りたたんで，縫縮することで短くする．
文献1より改変して転載．

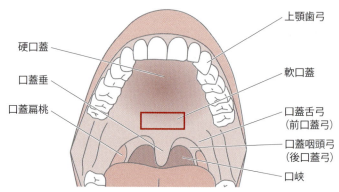

図2　軟口蓋粘膜の切除部位
この手術方法だと，図に示すように口蓋垂に手術操作が及ばないので，口蓋垂の形態を保つことができる．

　米人は口腔内も大きいため，横5 cm，縦2〜3 cmの長方形に粘膜を切除し縫縮するようですが，日本人は骨格が小さいため，横3 cm，縦1 cm程度の切除が妥当かと思われます．また，軟口蓋を温存するためには硬口蓋と軟口蓋の境界部から2 cm程度離す必要があるために，軟口蓋の前後径が短い症例は，縦の距離があまりとれない場合もあります．しかし，その場合でも術後のAHI（無呼吸低呼吸指数）は改善が認められており，治療としては問題ないものと考えています．
　扁桃肥大がある場合は，この軟口蓋手術だけでは空間を確保することが難しく，一般的には口蓋扁桃摘出術を併用することがほとんどです．
　実際の手術手技に関しては，第5章①-1)-⑥ の図5も参照してください．

③ レーザーを用いた手術

　Q23で触れていますが，レーザーを用いて口蓋垂を含めて軟口蓋を切除する手術（UPPP）や，口蓋垂だけを切除する手術（LAUP）があります．

参考文献
1)「イラスト手術手技のコツ：耳鼻咽喉科・頭頸部外科（咽喉頭頸部編）」（村上 泰/監，飯沼壽孝，他/編），東京医学社，2005

（鈴木康弘）

1 いびき・無呼吸　2) 耳鼻咽喉科・口腔外科

Q25

海外ではどんな手術治療をしている？

第1章　現場の疑問に答えます

 日本と同様の手術が行われていますが，まだ日本では行われていない手術もあるようです．簡便なものから拡大された術式までさまざまです．

　海外でも **Q21～24** で説明してきた手術は，日本同様に行われています．
　そのほかに最近では，いびきの治療として，軟口蓋の振動を改善する目的で，小さなインプラントを軟口蓋の筋層を中心に3本挿入する手術が行われているようで，アメリカの情報番組でも実際にスタジオでその手術を公開していました（図）．出血も少なく，局所麻酔で可能ということで，外来日帰り手術として行われているようです．
　このような縮小手術もあれば，施設によっては口蓋扁桃床の筋層まで操作が及ぶ，比較的拡大された術式を提唱しているところもあり，閉塞性睡眠時無呼吸症（OSA）治療に関する考え方はさまざまであることが伺えます．
　これまで説明してきたように，OSAが生じる主な部位として鼻腔，軟口蓋，舌根の3ヵ所がありますが，施設によってはこの3ヵ所を同時に手術してしまうこともあるようです．

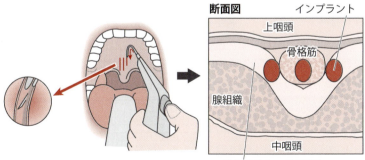

図　軟口蓋にインプラントを挿入する術式
Medtronicホームページを参考に作成．

（鈴木康弘）

65

1 いびき・無呼吸   2) 耳鼻咽喉科・口腔外科

Q26
耳鼻科的な手術の適応を決める基準は？

 基本的にはAHI（無呼吸低呼吸指数）の数値を基準とし，その他に鼻腔通気度検査などの結果や局所所見を加味して，手術適応を判断します．

① AHI＜5は保存的

　見た目だけでは無呼吸の重症度がわからないため，まず終夜睡眠ポリグラフ（PSG）検査でAHIの測定を行います．

　Q21でも述べましたが，AHIが5未満の症例は，側臥位にして寝るなど保存的に様子をみることが多いです．

② 5≦AHI＜20はOAの検討

　AHIが5以上20未満の症例は，まずマウスピース（OA）の作製を検討してもらっています．

　このときに問題となってくることが多いのが鼻閉です．OAを装着すると口呼吸がしにくくなり，ここに鼻閉が重なると，呼吸困難が強く出てしまい，OAをうまく使用することができなくなってしまいます．診察の結果，鼻中隔弯曲症があり鼻閉を自覚している症例では，客観的評価目的に鼻腔通気度検査を外来で行います．鼻腔通気度検査で正常，あるいは軽度鼻閉の症例では，夜間の乾燥や温度差が原因で鼻炎が生じていることがあり，このような場合にはステロイド含有点鼻薬などの使用を勧めています．鼻腔通気度検査で中等症から重症の症例（通常は片側優位の鼻閉を示します）では，実際に鼻中隔弯曲症が原因で鼻閉が生じていると考えられますので，このような症例に対しては鼻中隔矯正術の適応と考えられます．

　そのほか，花粉症や通年性アレルギー性鼻炎の症状がすでにわかっている症例には，抗ヒスタミン薬，抗ロイコトリエン受容体拮抗薬，ステロイド含有点鼻薬などを用います．

　AHIが5以上20未満の症例で，ときどき軟口蓋の手術を希望され受診する

方もいます．これまでの経験で，このような症例の方に軟口蓋手術を行っても症状が改善することは少ないです．患者さんが強く希望される場合に限り，よく説明を行ったうえで手術を行うことはあります．

③ 20 ≦ AHI は手術適応

　AHIが20以上の方は，比較的手術の有効性が認められているので，軟口蓋手術，必要に応じて口蓋扁桃摘出術を行うことが多いです．

　一方，上記手術をせず，持続陽圧呼吸（CPAP）の導入を検討したものの，鼻閉があってうまくCPAPが適応できないような場合にも鼻中隔矯正術の適応があると判断し，手術を行う場合があります．②と同様に，専門外来で鼻腔通気度検査を行って，実際に鼻閉が生じているのかをまず評価します．検査上鼻閉が軽度の場合は，CPAPによる乾燥などで鼻閉が生じている可能性が考えられますので，手術はせずステロイド含有点鼻薬を就寝前に使用していただき，CPAPを装着してもらうことが多いです．中等度〜高度鼻閉の結果が出た場合は，②と同様に鼻中隔矯正術を検討します．

詳細➡第5章 ①-1)-⑥

（鈴木康弘）

1 いびき・無呼吸 2) 耳鼻咽喉科・口腔外科

Q27 口腔外科的な手術の適応を決める基準は？

A 顎が小さく後方に位置している若年で肥満のない症例が最適応です．

① 口腔外科的な睡眠外科治療

　閉塞性睡眠時無呼吸症（OSA）に対する口腔外科的な睡眠外科治療にはオトガイ舌筋前方移動術（GA）と上下顎前方移動術（MMA）があります．睡眠外科治療は第1段階として，鼻腔，咽頭，舌など軟組織の閉塞性障害を改善する手術を先行し，再び睡眠検査やCTなどの画像検査で手術効果に対する評価を行った後に，効果不十分であれば第2段階として顎顔面の骨格形態を改善するMMAを行うことが推奨されています．GAは第1段階もしくは第2段階で同時に行われるのが一般的です．

② オトガイ舌筋前方移動術（GA）の原理と適応

　GAは舌や舌骨を前方に牽引することにより，これに付随する気道を拡大する方法です．術式は，舌体の大部分をつくるオトガイ舌筋と，舌骨に付着するオトガイ舌骨筋が，下顎骨正中内面に存在するオトガイ棘に付着することから，これを手術的に前方移動させるものです．適応はオトガイ先端が前後的に後方で，垂直的に下方向にある顔貌（dolicoface type）が最適応となりますが，オトガイの形態を大きく変化させない術式もあり，健常な骨格や咬合のOSA症例にも適応可能です．

③ 上下顎前方移動術（MMA）の原理と適応

　MMAは，上顎と下顎を前方移動させることで，口腔容積を拡大させ，かつ上顎や下顎に付着する舌，軟口蓋や関連する軟組織，筋肉群などを前方移動させ，結果的に気道を拡大する手術です．MMAは本来，顎変形症（上顎と下顎の発育に不具合を生じ，不正咬合となった症例）に対して，咬合を改善することを目的とした外科的矯正手術を応用しています．適応は上顎・下

| 適応 | 大 | 小 |

後退（retrusion）	◄------ 上下顎（jaw） ------►	突出（protrusion）
若（young）	◄------ 年齢（age） ------►	高（old）
低（low）	◄------ 肥満度（obesity） ------►	高（high）
無（none）	◄------ 合併症（complications） ------►	多（many）

図 複合的因子によるMMA適応について

上下顎後退の症例が最も適応である．上下顎が後退している症例では顔貌形態の改善もでき，また前方移動量を十分確保できるため，気道拡大も期待できる．

顎ともに後方位にあるOSA症例が最適応です．この場合，気道拡大はもとより，顎骨位置の健常化とそれに伴う顔貌，咬合の改善を期待できます．反対に上顎・下顎ともに前方に位置している場合では，MMAを行うことで，より顔貌が突出してしまう可能性があり，適応の選択には注意が必要です．適応年齢は，顎骨の成長発育が終了する20歳前後から可能です．適応年齢の上限はありませんが，手術の侵襲を考慮すると若年，非肥満例で既往症のない（少ない）症例が最適です（**図**）．

なお，MMAはOSAに対する呼吸障害の改善目的に行われますが，もともと睡眠中に呼吸状態が不安定なOSA症例に対し，気道周囲の手術を行うことから，術後の気道浮腫や血腫などにより一時的に気道閉塞のリスクが高まります．そのため適切な手術手技と厳重な周術期管理が必須となります．

詳細➡第5章 1 -1)- ⑦

（有坂岳大，外木守雄）

> 1 いびき・無呼吸　2) 耳鼻咽喉科・口腔外科

Q28
軟口蓋の手術で，いびきは治る？

軟口蓋だけでなく，舌根部や鼻腔にも原因がある場合があるので，治る場合と治らない場合があります．

① いびきの原因

　いびきは，軟口蓋だけでなく，舌根部の狭窄や鼻腔の狭窄が原因で生じる場合もありますので，軟口蓋の手術をしたらいびきが治るとは言えません（**Q22** も参照）．

　ただ，軟口蓋の手術を行うことで，鼻腔を通じて流入してきた吸気の圧力が舌根部に直接作用できるようになるため，舌根部での狭窄が解消されやすくなり，仰臥位で寝ているときだけ，あるいは飲酒後などで筋肉の弛緩が強い場合だけいびきが出る状態に改善されることはあります．

② 首の形態からわかる舌根沈下の起こりやすさ

　Q22-② でも触れましたが，日本人をはじめとする東洋人は下顎の前後径が短いために，就寝時に舌根沈下が起こりやすいというのも，軟口蓋の手術だけでいびきが治らないことに寄与しているのではと考えています．

　顔を横からみて，顎から首にかけての線がまっすぐの方がいますが，このような方は下顎の前後径が特に短くなっているものと考えられ，より舌根沈下が起きやすいようです．

　いわゆる首が短いと言われる方も同様に，舌根沈下が起きやすいようで，このような方々に軟口蓋の手術を行っても，いびきが改善することはより少ない印象です．

> 詳細 ➡ 第4章 ①

③ 舌の大きさからわかる咽頭腔の狭窄

　口腔内の容積に比して舌が大きい方では，起きているときでも咽頭腔が狭くなっていることがありますが，就寝時にはより咽頭腔が狭くなり，いびきや無呼吸が生じやすくなります．このような症例では，軟口蓋の手術をしても，あまり効果がないように感じています．

詳細➡第3章 ① -1)-③

④ 軟口蓋の手術はどのような場合に有効か

　AHI（無呼吸低呼吸指数）の数値が重症の方では（この場合はすでに持続陽圧呼吸（CPAP）が導入されていることが多いですが），軟口蓋の手術をすることで，比較的よい結果が得られることがあります．

　しかし軽症から中等症の場合では，軟口蓋の手術を行っても，あまりよい結果は出せないことが多いように思います．

　重症の場合では複合した要因が存在していることが多く，CPAPはそのすべての要因を改善することができる可能性があるので，重症の場合はCPAPというのは理にかなっているかもしれません．しかし，若年者では生涯にわたりCPAPを使うことに抵抗感を示される場合が多いです．口蓋扁桃の肥大が存在する場合や，軟口蓋の位置が後方にある場合は，手術でCPAPを使わなくてもすむようなる可能性もあります．患者さんとよく相談をしたうえで慎重に手術適応を検討し，手術を行うようにします．

（鈴木康弘）

> **1 いびき・無呼吸** 3) 小児科

Q29
子どもも睡眠時無呼吸症になる？

> **A** なります．原因となる疾患もさまざまで，無呼吸も閉塞性，中枢性，混合性と成人と同様です．発達障害などとも関連するので，軽視できない症状です．

小児の睡眠関連呼吸障害群のうち，代表的なものを取り上げます．

① 乳幼児期の原発性睡眠時無呼吸

くり返す20秒以上の中枢性優位の無呼吸（閉塞性あるいは混合性無呼吸も混在するとされます）か，それより短くても心拍数低下，低酸素血症などの症状があり，刺激や蘇生を必要とする無呼吸で，受胎後週数換算37週以前と以降でapnea of prematurityとapnea of infancyに分類します．1,000 g未満では84％，2,500 g未満では25％，満期産成熟児では0.5％未満にみられます．

脳幹呼吸中枢の未発達や障害が主要な素因で，貧血，感染，低酸素血症，代謝障害，胃食道逆流，薬物などが誘因です．レム期に多く，混合性が未熟児では多数ですが2,000 g以上の未熟児や成熟児では上気道の問題がなければ中枢性が多いと言われます．

② 先天性中枢性肺胞低換気症候群（原発性肺胞性低換気症候群，オンディーヌの呪い）

覚醒時より睡眠時に悪化する中枢性の呼吸運動低下が特徴で，ほとんどで出生時に認められます．有病率は不明で90％以上は孤発例ですが，大多数の症例でPHOX2B遺伝子の*de novo*変異があり，ポリアラニンのリピート伸長変異の伸長が長い程表現型は重症です．脳幹呼吸中枢が病変部位として想定され，中枢性化学受容体センサー機能低下が主な病態とされます．

知的発達に関しては正常下限，遅滞が多数です．合併症には，巨大結腸症

(Hirschsprung病)，神経腫瘍（神経芽細胞腫など），中枢神経障害（発達遅滞，てんかん，嚥下障害），斜視，不整脈，自律神経障害（発汗異常，体温調節異常）などがあります．気管切開，人工呼吸器，横隔膜ペーシングの使用により在宅生活が可能です．

③ 小児の閉塞性無呼吸

閉塞性呼吸障害は小児の1〜5％が罹患しており，いくつかの症候群からなります．

一次性のいびき（primary snoring）は無呼吸・低呼吸，呼吸努力関連覚醒，低換気を伴わない睡眠中に上気道から発生する呼吸音で，日中傾眠，不眠，疲労などの症状を現すものは除くとされます．上気道抵抗症候群（UARS）は上気道の抵抗により，頻回の覚醒反応が起きるものの努力性呼吸により無呼吸は起きません．

症候群の中核を占めるのは，睡眠時閉塞性低呼吸・無呼吸です．この一連の症状は同一患者でも，一夜の間でもみられます．ICSD-3による小児睡眠時閉塞性呼吸障害の診断では，

1）いびき

2）睡眠中の努力性，奇異または閉塞性呼吸

3）眠気，多動，行動，学習の問題

のうち最低1つを満たし，

終夜睡眠ポリグラフ（PSG）検査にて1時間に1回以上の閉塞性，混合性無呼吸あるいは低呼吸を確認することを満たす

もしくは

総睡眠時間の25％以上で$PaCO_2$ 50以上の閉塞性低換気パターンで，いびき，吸気鼻圧波形の平坦化，胸腹部奇異性運動のうち1つ以上を満たす

と診断可能となります．

閉塞性呼吸障害の発症因子は多様で，神経学的要因としては神経筋疾患，脳性麻痺などによる上気道の低緊張や痙性まで上気道拡張筋筋活動の異常があります．また，解剖学的要因としては上気道およびその周囲の形態異常があります．小児は喉頭の位置も高く，咽頭腔が狭小なので，形態異常の影響は出やすく口蓋扁桃やアデノイドの肥大だけでなく，鼻閉も要因となります．先天性喉頭軟化症，Down症候群，Prader-Willi症候群，Chiari奇形/脳髄

膜瘤（後3者は中枢性呼吸障害も併存）や狭口蓋，下顎後退，小下顎症がある Pierre-Robin, Treacher-Collins, Crouzon 症候群などの頭蓋顔面形態異常を伴う奇形症候群にも合併します．胃食道逆流・甲状腺機能低下症などによる上気道の浮腫や肥満に伴う脂肪沈着による上気道の狭小化なども原因となります．神経学的要因や解剖学的要因以外に，肥満による横隔膜運動制限に伴う肺容量の減少や呼吸調節システムの不安定性なども関与します．

特に小児では気道の抵抗と虚脱度を決定する形状が重症度に関係し，顎顔面形態 X 線規格写真（セファロメトリー）は顎顔面形態の評価に，上気道 MRI（特に同一断面における多時相の画像を得られるシネ MRI など）や覚醒時・睡眠時の上気道内視鏡は閉塞部位の評価や手術の計画に有用です．

気道の閉塞に伴う換気障害・低呼吸が病態に関与するので，重症度判定は無呼吸の他，酸素飽和度，高炭酸ガス血症，努力呼吸（吸気時の胸部陥没，カニューレ/圧トランスデューサによる胸腔内圧・食道内圧の測定）などを参考に総合的に行います．

その他発汗，睡眠中の坐位または頸部の過伸展，朝の頭痛などの症状がみられます．二次的にはくり返す呼吸器感染，肺性心，夜尿，糖・脂質代謝の異常，高血圧，行動（多動など）や神経心理学的問題，学習障害，成長障害がみられ，肺高血圧症で死に至ることもあります．幼少期から長期間上気道狭窄が続くと漏斗胸の危険・増悪因子となります．

詳細➡第3章①-1)-①～⑦

（福水道郎）

1 いびき・無呼吸　3）小児科

Q30 アデノイドは取ったほうがよい？

A　小児の閉塞性睡眠時無呼吸症（OSA）でアデノイド（咽頭扁桃）増殖症が原因の場合，1歳未満でも耳鼻咽喉科的手術が必要な症例もありますが，3歳以下など低年齢の症例は，待機を余儀なくされる例がいまだにあるようです．

① 手術を行う時期と再発

　乳幼児期（0～3歳頃）ではアデノイド肥大のみで，口蓋扁桃の肥大が顕著になるのは幼児期（3～7歳頃）になってからというのが一般的ですが，OSA例では3歳未満でもすでに著明なアデノイド・口蓋扁桃肥大を認めることがあります．小児では3～6歳前後にアデノイドおよび口蓋扁桃の気道に占める割合が最大となります（図）．したがってアデノイド摘除口蓋扁桃摘出術の手術時期はアデノイド・口蓋扁桃の生理的肥大時期である3～6歳前後の就学期前に多いようです．

　1歳前後でアデノイド摘除や口蓋扁桃摘出術を受けた例では約1/4で再発

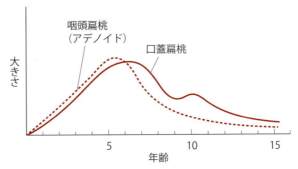

図　生理的な咽頭扁桃（アデノイド），口蓋扁桃の大きさと年齢との関係

アデノイド，口蓋扁桃は3～6歳頃まで年齢とともに肥大する．
文献1より引用．

したとの報告もあります[2]．一方，アデノイド摘除口蓋扁桃摘出術が6.0±1.5歳に施行された群では4.7±1.3歳に施行された群と比較して術後の身体発育が早期に停止し標準成長曲線までキャッチアップできなかったとの報告もあります[3]．アデノイドのみの切除に関しては研究も少ないようですが，特に6歳以前に受けた例ではアデノイドが再び成長し，OSAが再発するために，アデノイド切除やアデノイド口蓋扁桃摘出術を追加される可能性があることに注意すべきです．最近小児では，術後の合併症や出血の少なさから，アデノイド口蓋扁桃部分切除術が注目されており，1年後の終夜睡眠ポリグラフ（PSG）では摘出術と成績は変わらないようですが，同様に再発のリスクは無視できません．

詳細➡第5章①-1)-⑥

② 小児のOSAに対する治療

前述のように口蓋扁桃，アデノイド摘出術が主です．しかし，軟組織の異常だけでなく，顎骨や鼻腔形態に異常がある場合は顎顔面矯正治療（上顎狭窄歯列の治療に用いる歯科矯正具による急速上顎拡大法で鼻腔通気障害改善）の追加により，症状の改善や将来にわたる顎顔面形態異常の予防ができ，将来の閉塞性呼吸障害予防となります．適切な位置に永久歯列をもつ小児には，成人と同様マウスピース（OA）が用いられることもあります．

Pierre-Robin症候群，Treacher-Collins症候群，Crouzon症候群などの頭蓋顔面奇形を伴う奇形症候群の患児では下顎後退や小下顎症があり上顎骨および下顎骨前方移動を行う顎顔面骨形成手術を行います．Chiari奇形，軟骨無形成児（両者とも中枢性無呼吸も併存）では大後頭孔減圧術も適応となります．

他に鼻の手術，口蓋垂・軟口蓋・咽頭形成術（UPPP），主にDown症候群への舌扁桃摘出術や舌根の手術，声門上部の形成術なども行われることがあります．

外科的治療が奏効しなかった場合，年長児では経鼻的持続陽圧呼吸（nasal CPAP）療法もありますが，コンプライアンスが不良な例も多くみられます．マスクの違和感から装着が困難な場合に，nasal high flowによる治療も可能ですが，現状在宅使用は困難です．小児の場合，成長発達への重大な影響も考え，早期治療が考慮されるべきで，重症心身障害児や重症の年少児では気

76　いびき!? 眠気!? 睡眠時無呼吸症を疑ったら

管切開が必要となることがあります.

軽症に対する非観血的治療（アデノイドの縮小）として，鼻副鼻腔・咽頭疾患の治療，血管収縮薬やステロイドの点鼻治療および抗ロイコトリエン薬による保存療法を行うことがあります.

近年，補助療法の1つとして口腔筋機能療法が提唱されています．口腔周囲筋の機能障害を広く対象とし，アデノイド摘除口蓋扁桃摘出術後の開口癖の残存など問題点を抽出しながら個別化した訓練を行いますが，小児でもAHI（無呼吸低呼吸指数）の改善などが報告されています.

生活指導としては減量などがあり，肥満に伴って発症・増悪している場合には減量させると上気道周囲の組織の肥厚軽減などにより症状が改善します.

詳細➡第5章①-1)-①〜⑦

参考文献

1）「新耳鼻咽喉科学 第11版」（野村恭也/監，加我君孝/編），南山堂，2013
2）Greenfeld M, et al：Obstructive sleep apnea syndrome due to adenotonsillar hypertrophy in infants. Int J Pediatr Otorhinolaryngol, 67：1055–1060, 2003
3）Tahara S, et al：Evaluation of body growth in prepubertal Japanese children with obstructive sleep apnea after adenotonsillectomy over a long postoperative period. Int J Pediatr Otorhinolaryngol, 79：1806–1809, 2015

（福水道郎）

1 いびき・無呼吸　4) 歯科

Q31
歯科でいびき・無呼吸防止のマウスピース（OA）を作るためには？

> **A** 歯科でいびき・無呼吸のための保険治療を受けるには，まず医療機関で睡眠検査を行い，閉塞性睡眠時無呼吸症（OSA）の診断が必要です．医科からの紹介状なしに，歯科で受診はできません．

1 睡眠時無呼吸症のOA療法とは

　マウスピースは専門用語で口腔内装置（oral appliance：OA）とよばれ，主に軽度〜中等度のOSAに適用されます．中等度〜重度のOSAには，医科でCPAP療法が適用されます．

　歯科で行うOA療法は図1に示すように，上下顎にOAを装着することで，下顎を前方に牽引し，沈下した舌根を引き上げ，睡眠中の気道を広げ，いびきや呼吸が止まるのを防止します．

　OAは図2に示すような下顎前方牽引装置（下顎前突型）が主流で，上下

いびき症，OSAの睡眠中の舌と気道	OA装着時の舌と気道
気道の閉塞	気道の確保
肥大して垂れ下がった舌が気道を塞ぎ，呼吸障害が生じる．	口の中にOAを入れ，下顎が少し前に出ることで舌の位置も上がり気道が広がり呼吸しやすくなる．

図1　OAのいびき・無呼吸防止のメカニズム

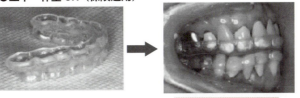

●上下一体型OA（保険適用）

口の中に入れた状態

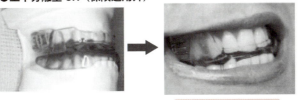

●上下分離型OA（保険適用外）

口の中に入れた状態

図2　下顎前突型OAの分類
歯並び，歯周病，咬み合わせや顎の状態によってデザインが変わったり，製作困難な場合もある．
東京医科歯科大学快眠歯科（いびき・無呼吸）外来リーフレットより抜粋．

顎を固定する上下一体型と，上下顎が別々の上下分離型とに分かれますが，まず保険の上下一体型を適用して，効果がどの程度あるかをみるのが一般的です（平成28年度の診療報酬改定により，上下分離型も保険適用可となったので，**Q42**を参照ください）．

2 歯科でOA療法を行うには

　歯科でOSAの保険診療にてOA療法を行うには，まず医科で睡眠検査を行い，OSAの診断が必要となります．医科からの紹介状と睡眠検査のサマリーなしに，歯科で保険診療を行うことはできません．

　睡眠検査でAHI（無呼吸低呼吸指数）が20以上は，医科でCPAP療法が保険適用されるのに対し，AHIが5以上20未満の場合はCPAP療法を保険適用できないためOAの適応となり，歯科が診療依頼を受けます（図3）．ただしAHIが20以上でもCPAPでは息苦しく眠れない，鼻閉のため使用できない，出張時に携帯できないなどの理由でOA療法の適応となる場合も少なくありません．

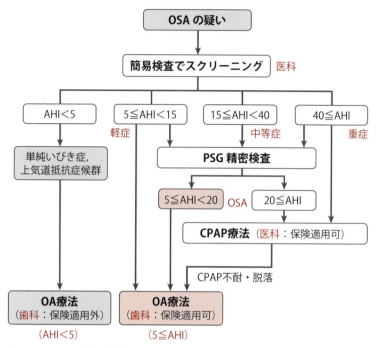

図3 OSAの睡眠検査と診断，治療の流れ

OSAの疑いのある場合は，まず医療機関で簡易検査を行い，重症度をスクリーニングする．そこで重度（AHI 40以上）の場合は，医科でCPAP療法，軽度（AHI 5以上，15未満）の場合は歯科でOA療法が適用される．中等度（AHI 15以上，40未満）の場合，PSGの精密検査を行い，AHI 20以上は医科でCPAP療法の保険適用，AHI 5以上20未満は，歯科のOA療法が保険適用される．なお，AHI 20以上でもCPAP療法が困難な症例では，歯科のOA療法を保険適用できる．一方，AHI 5未満はOSAと診断できず，単純いびき症，上気道抵抗症候群の診断となり，OA療法を保険適用できない．

なお，AHIが5未満の場合は，OSAの診断名がつかず，単純いびき症となり，保険のOA療法を行うことができません．

詳細➡第2章2，3，第5章1-1)-⑤

（秀島雅之）

1 いびき・無呼吸　4）歯科

Q32 重症の睡眠時無呼吸症でもマウスピース（OA）は効果ある？

> **A** 重症でもOAの効果が得られる場合もあります．ただし，すべての症例に効くわけではありません．

1 OAの有効性

OAは治療効果に差があることを理解しておかなければなりません．そのため，OAの治療が成功しやすい患者の特徴，いわゆる適応症を知ることは重要です．OAの適応症を表1にまとめました．適応症かどうかを判定する方法に「いびき音テスト」があります．仰臥位にて擬似的にいびきをかかせながら下顎を前方に移動させ，いびき音が消失すればOAの治療効果が期待できると言われています（図）．OAの治療効果に差があることから，適応症の見極めは質の高い医療を提供するうえで重要です．

表1　OAの適応症

	効きやすい	効きにくい
性別	女性	男性
年齢	若年	高齢
肥満度（BMI）	低い	高い
首回り	細い	太い
AHI（無呼吸低呼吸指数）	低い	高い
睡眠体位	仰臥位でOSAになりやすい	側臥位でもOSAになる

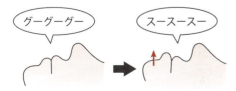

図　いびき音テスト
下顎を前方に移動させると舌も同時に挙上し，気道が開き呼吸がしやすくなる．呼吸の状態が改善すれば，OAの効果は期待できると言える．

表2 CPAPとOAの比較

	CPAP	OA
保険適用	AHI≧20	AHI≧5
治療効果	きわめて高い	効かない症例もある
装着感	OAより悪い	CPAPよりよい
治療継続率	OAより悪い	CPAPよりよい
携帯性	不便	便利
電源	必要	不要
コスト	OAより高価 約5,000円/月（3割負担）	CPAPより安価 作製時に約10,000～15,000円 （3割負担）

② OAとCPAPの比較

　現在のところ，閉塞性睡眠時無呼吸症（OSA）の主な治療方法はゴールドスタンダードである持続陽圧呼吸（CPAP）とOAがあげられます．CPAPとOAの特徴の比較を**表2**にまとめました．それぞれの治療法の利点と欠点を把握し，患者に適した治療法を選択しましょう．治療効果はCPAPが優れているため，AHI 20以上のOSAでは第一選択としてCPAPが用いられます．OAは軽症の場合，もしくはCPAPの継続的な使用が困難な場合に代替療法として用います．また，通常はCPAPを使用し，旅行や出張などの外泊時に，携帯性に優れるOAを使用する併用療法も有用です．

詳細➡第5章①-1)-①，⑤

（中村周平）

いびき!? 眠気!? 睡眠時無呼吸症を疑ったら

1 いびき・無呼吸　4）歯科

Q33
マウスピース（OA）で完治する？

A OAで閉塞性睡眠時無呼吸症（OSA）が完治することはありません．

　睡眠中に呼吸が止まってしまう原因は大きく分けて2つあります．
　1つ目は空気の通り道である上気道が物理的に狭くなり，呼吸が止まってしまうOSA，2つ目は呼吸中枢の異常による中枢性睡眠時無呼吸症（CSA）です．このうち，空気の通り道である上気道が物理的に狭くなってしまうOSAがOAの治療適応となります（図）．
　上気道が狭くなる要因としては，肥満により首の周囲や舌根部に脂肪がついてしまうこと，扁桃や口蓋垂などが上気道を閉塞することなどがあげられます．これには骨格とその中に収まる軟組織の量が関係しています．大きな骨格であれば多少太って脂肪が増えても上気道は閉塞しにくいのですが，もともと小さな顎の人は軟組織の量が標準でも上気道が閉塞しやすくなります．
　OAは，下顎を前方に出すように固定することで，軟組織を収める顎の部分が一時的に拡大することになり，それにより上気道が拡大し，OSAを改善します．

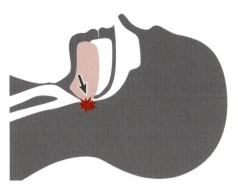

図　閉塞性睡眠時無呼吸症（OSA）での気道閉塞の一例（イメージ）

また，顎の大きさの問題以外にも，花粉症やアレルギー性鼻炎などで鼻閉になりやすい場合，女性の場合は更年期以降のホルモンバランスの変化などもOSAの原因だと言われています．このように，さまざまな要因がいくつも重なり合ってOSAを発症します．

　OAはOSAを改善しますが，さまざまな症状を緩和させる対症療法と言われ，すべての要因をOAで改善することは難しいのです．したがって，残念ながらOSAを根治させることはできません．

詳細➡第3章①-1)-③，第5章①-1)-⑤

（飯田知里，古畑　升）

Q34 マウスピース（OA）の治療期間はどれくらい？

 OAの作製には1〜2カ月，その後も定期的なメンテナンスが必要なため，治療期間は決まっていません．

　OA作製の種類によりますが，作製のための印象採得，咬合採得を行ってから出来上がるまでに1〜3週間ほどかかります．作製後も調整や経過観察が必要となるため，実際に使用できるようになるまで1〜2カ月かかります．

　OA治療は対症療法ですので，OAを一定期間装着すれば閉塞性睡眠時無呼吸症（OSA）が治癒することはありません．したがって治療期間は決まっていません．毎日，就寝時の装着を習慣づけることが必要です．

　ただし，肥満がOSAの原因であった場合は，肥満の解消によりOSAが著しく改善し，OA治療を中止できる場合が稀にはあります．人種的に小顎が多い日本人は，肥満が改善してもOSAが残る場合が多くあり，そのような場合はOAを中止することはできません．

　OAを長期にわたり適切に使用するためには，口腔内を良好な状態に保つことが必要です．そのためには，OAを導入した歯科で，定期的な管理指導を受けることが重要です．OSAの発症は，年齢的に中年期以降に多くなることが知られていますが，歯周病の罹患率が高くなる年齢と重なっています．OAが歯周病を悪化させる原因になりかねませんのでOAの治療期間中は，特に歯周病のコントロールが大切となります．

詳細➡第5章 1 -1)- ⑤

（飯田知里，古畑　升）

Q35 いびきのみでもマウスピース（OA）は作れる？

A 作製できますが，保険適用外となります．

① いびきとは

睡眠時には顎，咽頭部周囲の筋肉が緩むため，気道も狭くなり，空気が通過する際，いびきとして振動音を発します．さらに気道が狭くなると呼吸が止まり，閉塞性睡眠時無呼吸症（OSA）となります（**Q31**図1参照）．

② 睡眠検査と診断，OA作製

Q31に記載したように，歯科でOSA症例に保険診療にてOA療法を行うには，まず医科で睡眠検査を行い，OSAの診断が必要となります．睡眠検査では10秒以上呼吸が止まる無呼吸の1時間当たりの回数と，換気が50％以下となる低呼吸の1時間当たりの回数とを合計した，無呼吸低呼吸指数（AHI）で，OSAの程度を診断します．

AHIが5以上で，かつ日常生活の自覚的・他覚的徴候（いびき・日中傾眠・生活習慣病etc.）が認められる場合，もしくはAHIが15以上の場合はOSAと診断され，軽症が5≦AHI＜15，中等症が15≦AHI＜30，重症が30≦AHIに分類されます．

そのためAHIが5以上なら歯科でのOA療法は保険適用可能ですが，AHIが5未満では単純いびき症，もしくは上気道抵抗症候群（**Q4**図）と診断され，OA療法を保険適用できません．したがってOAは作製可能ですが，保険外の私費適用となります．

詳細➡第3章①-1)-②，第5章①-1)-①，⑤

（秀島雅之）

1 いびき・無呼吸　4）歯科

Q36 歯科でマウスピース（OA）を作っていびきが減れば，医科に行かなくていい？

> **A** OAの効果の判定のため，医科で睡眠検査が必要です．

① 医科・歯科連携診療

　Q31に記載したように，歯科でOSAのOAを作製するには，まず医科系の施設で睡眠検査を行い，睡眠時無呼吸症の診断が必要となります．医科の紹介状と睡眠検査のサマリーなしに，歯科で保険診療は行えません．その後，歯科でOAを装着し，十分調整を行い毎晩装着できるようになれば，その効果の判定を紹介元の医療機関に依頼する必要があり，医科との連携は不可欠となります（図）．

　睡眠検査の結果，OAが十分奏効しAHI（無呼吸低呼吸指数），SpO_2の改善が確認されたら，上下顎で仮着していたOAを本着します．その後も定期的に検診を行い，歯科医院でOAの歯列との適合状態，残存歯列・咬合の経過観察，OAの劣化・破損を確認するとともに，同時に定期的に医科への睡眠検査の依頼も行います．

② OA効果の判定

　OAを装着した患者が，家族からいびきが減ったと評価され，また日中の眠気の減少を自覚すると，OA療法は一段落したと思い，通院しなくなる場合が散見されます．紹介元の医療機関の担当医も，歯科に治療を一任したので，その後の連携は不要と認識している場合もあるようです．

　現行のCPAP・OA療法ともに対症療法で，完治は少ないため，医科・歯科連携の定期的な経過観察は必須となります．はじめはOAが奏効しても徐々に効果が減弱し，OSAが悪化する場合もあり，その場合はCPAP療法導入の検討が必要です．

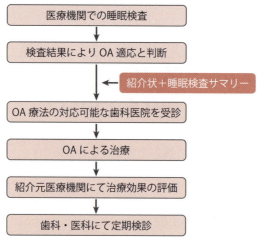

図　OA療法の流れ

歯科でOAを作製するには，まず医科で睡眠検査を行い，医科からの紹介状と睡眠検査のサマリーが必要となる．歯科でOA装着後には，OAの効果判定を医療機関に依頼するため，医科・歯科の連携は必要不可欠となる．

　効果判定の目安として，OA非装着時のAHIが20以上の場合，装着時のAHIが半分以下になれば，効果ありと判定するのが一般的です．

詳細➡第2章2，3，第5章1-1)-⑤

（秀島雅之）

Q37 マウスピース（OA）を使うと顎が痛い，という訴えにどう対応する？

> **A** 痛みの程度により，経過観察，OAの調整，顎関節の専門外来を紹介するとよいでしょう．

1 下顎の前方移動の程度と痛みの関係

　上下顎のOAを固定する際の下顎位は，前方に出すほど治療効果を得やすいですが，顎や歯への負担が大きくなるため注意が必要です．そのため治療においては，OAの使用感と自覚症状の改善度のバランスをみながら，下顎の前方移動量を調整します（図1）．長時間同じ姿勢を続けると，関節や筋肉に違和感や痛みを感じるのと同様の状態が，OA装着で顎が固定された際に生じていると考えられます．

　痛みが起床時のみで，遅くとも午前中に治まる場合は，あまり心配いりません．使用を継続することで，痛みがなくなる場合がほとんどです．数日以上経過しても，顎の痛みが続いたり，増すような場合には，OAの下顎の位置を少し後方に戻します．それでも痛みが引かない場合には使用を中止し，顎関節症の専門医に紹介するのがよいでしょう．上下一体型は上顎と下顎を即時重合レジンなどで固定して一体とするため，下顎の前方移動量の調整に手間がかかります．一方，上下分離型は上下が分かれているため，装着時に下顎をある程度自由に動かすことができ，また下顎の前突量の微調節を容易に行えるタイプが多いので，顎の痛みが懸念される症例では，上下分離型OAの作製を検討するのがよいでしょう．

2 開口訓練が痛みの軽減や予防に有効

　OAの調整，または使用を中断しても顎の痛みが続く場合には，顎のストレッチ（開口訓練）を行うことが有効です（図2）．両手を使い指の力で，口

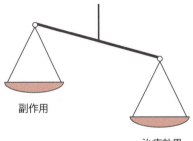

図1　下顎位の決定法
副作用と治療効果のバランスをみながら下顎位を調整する．

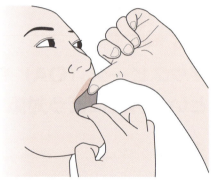

図2　開口訓練の例
前歯の先端に指を当て，手指の力で開口させる．

を大きく開けます．口を開けて顎に痛みがある場合でも，少し痛みを伴うまで開けることがポイントです．開けた状態で10～30秒保持し，ゆっくり口を閉じていきます．1セットを5回とし，毎食後または入浴後に行うよう患者に指導します．大きく動かすことで，顎の筋肉や関節周囲の血流が増し，痛みを和らげ，こわばりをなくします．また顎のストレッチは，OA使用における顎の痛みの予防にも有効と報告されています．顎関節症の既往がある方や，顎の痛みが懸念される方には，予防を目的としたストレッチを行うことを勧めるのもいいかもしれません．柔軟性を高めて動きのよい関節にすることは，運動器の痛みの予防に有効です．顎関節も同様であり，OA治療を開始する際に，装着前の2週間程度顎のストレッチを行いながらOAを使用すると，顎の痛みを予防できると期待されます．

詳細➡Q41，第5章[1]-1)-⑤

（石山裕之）

1 いびき・無呼吸　4）歯科

Q38
マウスピース（OA）を使うと朝奥歯が浮いた感じになる，という訴えにどう対応する？

第1章　現場の疑問に答えます

A 起床時に臼歯部に違和感があっても，午前中に治れば問題はありません．OAの装着で，顎の筋肉がこわばったために生じた，一時的な症状です．

　OAを装着すると，起床時に歯が浮いた感じや，咬み合わせに違和感を伴うことがあります．これは睡眠時に顎が固定され，顎の筋肉がこわばったために生じる，一時的な症状です．通常，起床時にOAを外した後，2，3時間以内には回復するので心配はいりません．時間が経過しても治らない場合は，歯もしくは顎に問題がある可能性があり，精査が必要です．

　なお**Q37**に記載したように，起床時に顎のストレッチを行うと，症状が改善することも多いので，患者さんに指導することをお勧めします．

　また上下分離型OAには付属品として，**図**のようなラバーのシートを用意しているタイプもあります．起床時にこのシートを両側臼歯部で咬むと，咬合違和感の回復に効果があるようです．

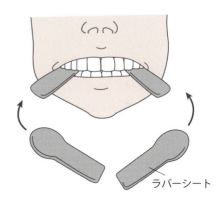

図　ラバーシート
起床時に顎や咬み合わせの違和感がある場合，ラバーシートを症状が消えるまで，両側臼歯部で咬ませるよう指示する．

詳細 ➡ Q37，第5章 1 -1)- ⑤

（石山裕之）

1 いびき・無呼吸 4) 歯科

Q39

マウスピース（OA）で咬み合わせが変わった，という訴えにどう対応する？

A 生活に支障がなかったとしてもすぐに歯科医院に行って，咬み合わせのチェックを受けるように指導しましょう．OAの使用を中止し，咬み合わせの治療を行うこともあります．

① OAの長期使用におけるリスク

　OA療法では下顎を前方に移動した状態で，上下顎歯列に一晩中顎の重みが加わるため，歯の移動，顎関節の構造変化，下顎の偏位が生じやすくなります．急激に変化すれば，違和感，痛みなどを伴い，患者も自覚しますが，徐々に進行した場合，気づかない間に，咬み合わせの変化が生じ不正咬合が，認められることがあります．

　自覚症状がなく，咀嚼・発音などの機能に支障がなければ経過観察しますが，明らかに異常があればOAの使用を中断し，歯冠修復，矯正治療などによる咬合再建の処置を検討した方がよいでしょう．咬合再建後にOAを新製し，OA療法を再開します．

② 咬み合わせの変化を防止するには

　OAの使用による咬み合わせの変化を防止するには，OAの設計や適合，装着後の定期検診が重要となります．特にOAの外形については適切に設計する必要があり，残存歯列すべてを被覆することを原則とします．被覆していない歯があると，OAの長期使用でその歯が挺出し，重篤な咬合干渉を生じかねません（**図**）．

　OAの適合については，作製時にスペーサーを多く付与した緩めのOAを装着すると，OAが歯を圧迫しないため痛みは伴いませんが，歯が移動しやすく，咬合干渉などを生じるので注意が必要です．残存歯列に合わせてOAを

92　いびき!? 眠気!? 睡眠時無呼吸症を疑ったら

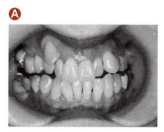 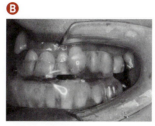 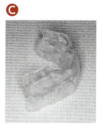

図　OAの長期使用で不正咬合となった症例
上下OAは歯列すべてを被覆せず，小臼歯列までの被覆で（**B**，**C**），歯列への適合も悪く緩かった．そのため歯の挺出，移動を誘発し，不正咬合になったと考えられる（**A**）．

　作製し，強めに当たっている部位は調整し，適切に仕上げれば，歯の移動の生じにくい適合良好なOAとなります．その際，上下一体型OAでは，下顎のOAを上顎よりも緩めに調整すると，下顎をある程度自由に動かすことができ，歯や顎関節への負担も軽減されます．

　定期的な経過観察ではOAの適合だけではなく，歯，歯周組織の管理も必須です．特に歯周疾患の管理は重要で，歯周病がコントロールされないままOAを使用すると，負担過重で不正咬合や歯周病の悪化を誘発します．

詳細➡第5章 1-1)-⑤

（石山裕之）

1 いびき・無呼吸 4) 歯科

Q40
マウスピース（OA）装着後の注意点と掃除，手入れはどうするか？

> **A** OA使用にあたっての注意点やセルフケアなどについて，プリントなどを用いて説明してください．定期検診では専門的な洗浄を推奨します．

① OAのセルフケア

　OAにもプラークや歯石は付着します．放置しておくと，OAの汚れや口腔内環境の悪化につながるため，起床時にはOAを外したあと，歯ブラシを使用して清掃するように説明します．また，義歯清掃用の義歯ブラシを用いると効率よく清掃できます．その際，歯磨剤の使用は控えるように説明してください．歯磨剤には研磨剤の粒子が含まれているため，OAに用いると細かい傷がつくため注意を要します．研磨剤を含まない食器用の中性洗剤は有用です．また，熱湯にOAを入れると変形することがあります．煮沸消毒などで熱湯に入れることがないように説明してください．OAを使用しない日中は水につけて保管してください．その際，義歯洗浄剤の併用を推奨します．
　なお，OA使用にあたっての注意点やセルフケアなどについて，プリントなどを用いて説明するのが望ましいです．図1は東京医科歯科大学快眠歯科（いびき・無呼吸）外来で使用しているOAの取扱説明書です．箇条書きで読みやすいように工夫しています．
　OAのセルフケアは治療を継続するうえで重要なので必ず説明してください．

② 診療所におけるOAのケア

　OAは作製後に定期検診を実施するのが望ましいです．定期検診は閉塞性睡眠時無呼吸症（OSA）の経過観察を行い，OAや口腔内を診査してください．その際に，OAの専門的な清掃を推奨します．超音波洗浄機と義歯用洗剤（図2）を用いて洗浄すると，OAを傷つけることなく付着した唾石（歯石）を

```
マウスピースの注意事項・お取り扱いについて

《注意事項》
1. マウスピース(装置)に慣れるまで時間がかかる場合があります．
   朝まで装着できるよう徐々に慣らしてみてください．
2. 睡眠中に装置が外れてしまう場合は，ホワイトテープ(絆創膏)等で口が開かないようにテーピングすることをお奨めします．
3. 起床後，歯に一時的な違和感が出ることがあります．何回か口を開け閉めして，奥で噛む練習をしてみてください．
   治らない場合や顎の関節に痛みが生じた場合には，すぐに使用を中止し，必ずご連絡下さい．
4. 鼻呼吸を心がけてください．鼻づまりがあるときは，鼻炎薬・点鼻薬を使用して，鼻通りを良くしてから装着してください．
5. 朝起きてのどの痛みや，口が乾いている場合は，口で呼吸している可能性があります．鼻呼吸ができない場合は耳鼻咽喉科に受診してください．

《お取り扱い》
1. 装置を長期間使用するためには，残っている歯を失わないことが重要です．
   そのため，歯磨きはしっかり行ってください．
2. 装置の清掃には義歯清掃用のブラシ(なければ通常の歯ブラシ)や，義歯洗浄剤を使用してください．
   清掃時に落として壊したり，変形させないようご注意ください．
3. 加熱すると装置が変形して使えなくなりますので熱湯に入れないでください．
4. 持ち運ぶ際は壊さないように硬い容器に入れてください．
   ティッシュやハンカチのご使用は，破損や紛失の原因となりますので避けてください．
5. 装置に破損等の異常がみられた場合は，速やかにご連絡ください．

※ この度マウスピースをご使用いただきますが，呼吸の改善が治療の最終目標ではなく，このような装置を使用しないでも生活できるよう，体質改善を図ることが大切です．この点を十分ご理解いただき，内科等での治療を継続的に行うようお願いいたします．
```

図1 東京医科歯科大学快眠歯科（いびき・無呼吸）外来にて使用しているOAの取扱説明書

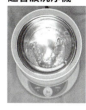
超音波洗浄機

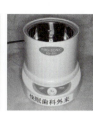
義歯用洗剤

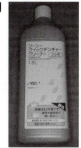

図2 超音波洗浄機と義歯用洗剤

OAを洗浄液〔写真はクイックデンチャークリーナー（GC社）〕に浸漬し，超音波洗浄機に5〜10分かけ，OAに付着した歯石を溶解する．

除去できます．プラークは義歯ブラシを用いて除去するとよいでしょう．

詳細➡第5章1-1)-⑤

（中村周平）

1 いびき・無呼吸 **4）歯科**

Q41

保険と保険外のマウスピース（OA）の違いは？

保険のOAは原則，上下一体型で下顎が固定されるのに対し，保険外は上下分離型で，下顎を一定範囲内で動かすことができます．
（平成28年度より上下分離型も保険適用可となったため，詳細は**Q42**を参照ください）

① OAの分類

OAは大きく下顎前方牽引装置（下顎前突型）と，舌前方牽引装置（舌前突型）とに分かれますが（➡第5章①-1）-⑤の図1），現在使用されるOAの多くは残存歯列に固定する下顎前突型です．下顎前突型はさらに，上下一体型と上下分離型とに分けられます（表）．

② 上下一体型OA（主に保険適用OA）

上下一体型OA作製において，技工の段階では上下OAを別々に作製し，口腔内で調整した後に，下顎を前突させ上下OAを仮着します．その後に下顎前方移動量の再調整を行うには，上下顎のOAを切断して再仮着するため手間がかかります．また装着に際しては長時間下顎を前方に固定するため，顎関節に負担がかかり，顎関節痛，筋痛などを誘発することもあります．OAに使用する材料は医療用低温熱可塑性樹脂板で，主な組成はポリエチレンテレフタレートグリコール（PETG）です．なお，平成28年度の保険診療報酬改定により，上下分離型OAも保険適用可となりましたが，現状では保険でのOAは一体型がほとんどです．

③ 上下分離型OA（主に保険適用外OA）

上下分離型OAは平成28年度保険診療報酬改定まで保険適用外だったため海外社製がほとんどで，上下顎別々のOAをアタッチメント，ゴム，スプリングなどで連結し，下顎を前方牽引するタイプとなります．下顎は開口可能

表　下顎前突型OAの比較

	主に保険OA	主に保険外OA
形状	上下一体型	上下分離型
OSAへの効果	有	有
下顎前突量の調整	困難(要上下OA切断)	容易
装着しやすさ	容易	やや困難
装着感	やや不良	良
顎関節・周囲筋への負担	やや多	少
装置の大きさ	小	やや大
価格	安価	高価

で，側方運動もでき，下顎の前方移動量はスクリューなどで調整可能なため，顎関節への負担は軽減します．またOAの材質も軟質材料を使用したり，外側は硬質材料内面は軟質材料の2層構造を使用したりして，歯列へのフィット，装着感を高めています．

詳細➡第5章①-1)-⑤

（秀島雅之）

Q42 歯科のマウスピース（OA）療法を保険適用にするには？

 医科の睡眠検査で睡眠時無呼吸症と診断されれば，保険適用可能です．

① 保険OA適用の要件

　医科の睡眠検査にて，AHI（無呼吸低呼吸指数）が5以上で睡眠時無呼吸症と診断されれば，歯科でのOA療法は保険適用可能です．保険適用のOAは上下顎一体となる（平成28年度より上下分離型も保険適用可となった）ため，下顎の前方移動量の微調整，装着時の下顎の自由な動きは難しくなります．下顎の前突量の調整，装着時にある程度の開閉口・側方運動を行えるようにするには，上下分離型の保険適用外のOAを選択します．

　なお，OAを装着，調整して，問題なく使用できることを確認したら，紹介元の医療機関にOA効果の判定のため，睡眠検査を依頼します．OAが十分奏効せず，OA非装着時のAHIが20以上であれば，医科でのCPAP療法を検討した方がよいでしょう．効果判定の目安として，OA非装着時のAHIが20以上の場合，装着時のAHIが非装着時の半分以下になれば，効果ありと判定するのが一般的です．

② 保険算定の実際

　歯科の初診時には，医療機関からの紹介状，睡眠検査のサマリーを元に治療・指導計画書作成の文書管理を行うと，共同療養指導計画加算（初診時1回のみ）が算定されます．またOSA・OAの管理状況の文書作成で，歯科特定疾患療養管理料（月2回まで）が算定されます．初診時のOA作製のための印象採得，前方位咬合採得，2回目のOA装着の手順，保険点数は**表**のとおりです．平成28年度以前は【「床副子（著しく困難）」睡眠時無呼吸症候群治療用咬合床（アクチバトール式）】と記載され，上下一体型に制約されていま

表　保険算定の一例（平成30年度歯科保険診療報酬改定）（　）は病院歯科点数

初回：問診，文書管理，上下顎印象，咬合採得		
・初診料＋外来環[※1]	260	(307)
・歯科特定疾患療養管理料	150	
・共同療養指導計画加算	100	
・睡眠時無呼吸症候群の口腔内装置のための印象	230	
・咬合採得（平成30年度より口腔内装置1[※2]のみ算定可）[※3]	0	
計	740	(817) 点
2回目：文書管理，上下OA調整・仮着		
・再診料＋外来環[※1]	51	(77)
・歯科特定疾患療養管理料	150	
・睡眠時無呼吸症候群に対する口腔内装置2[※2]装着　2,000＋300（装着料） （平成30年度改定）		
・口腔内装置の調整	120	
計	2,621	(2,647) 点
3回目：文書管理，上下OA調整，紹介元医療機関にOA効果判定検査の依頼		
・再診料＋外来環[※1]	51	(77)
・歯科特定疾患療養管理料（月2回まで）	150	
計	201	(227) 点
4回目：文書管理，上下OA調整・本着		
・再診料＋外来環[※1]	51	(77)
・歯科特定疾患療養管理料（月2回まで）	150	
計	201	(227) 点
総計	3,763	(3,888) 点

※1 初診料＋外来環，再診料＋外来環は平成30年9月末までに施設基準を満たせば，10月より算定可．記載は改定後の点数．

※2 口腔内装置1：3,000点，義歯用アクリリック樹脂で製作された口腔内装置．
　　口腔内装置2：2,000点，　①熱可塑性樹脂シート等を歯科技工用成型器により吸引・加圧して製作されたもの．
　　　　　　　　　　　　　　②作業模型に常温重合レジンを圧接して製作されたもの．
　　　　　　　　　　　　　　①②ともに咬合関係が付与されている．

※3 咬合採得：口腔内装置1の場合は283点．従来型の口腔内装置2では算定不可．

したが，平成28年度に【「床副子（著しく困難）」：2,000点；睡眠時無呼吸症候群治療用咬合床（上顎および下顎に装着し，1装置として使用）】に記載が変わり，上下一体型の制約がなくなりました．さらに平成30年度には「床副子」，「困難」の記載がなくなり，「口腔内装置」に用語が変更され，点数も**表**のように材料，製作法別に区分されました．なお，平成28年度の保険改定

時には，OAの修理が床副子修理234点として算定可能となりました（睡眠時無呼吸症候群の床副子ハソン病名にて，月1回算定可）．また，平成30年度の歯科保険診療報酬改定において，OAの効果判定のための簡易睡眠検査が医科で保険適用可となったため，今後の運用の詳細が注目されます．

詳細➡第2章②，第5章①-1)-⑤

（秀島雅之）

1 いびき・無呼吸　4）歯科

Q43
医科からの依頼書や睡眠検査データに，歯科はどのように対処するか？

> **A** 検査データを読み解き，マウスピース（OA）の作製と治療評価をしてください．

1　検査データの解読

　終夜睡眠ポリグラフ（PSG）検査には脳波や筋電図が含まれていますが，これらのデータを直接歯科医師が解読することはありません．医科からの依頼書には，睡眠に精通している医師や臨床検査技師が閉塞性睡眠時無呼吸症（OSA）にかかわるデータを解析し，わかりやすくまとめた検査レポート（サマリー）が同封されています．歯科医師はサマリーを読み解き，OSA患者の睡眠と呼吸の状態を把握しましょう．

詳細➡第2章①，第4章③

2　OAの作製

　OSAの治療に用いるOAはさまざまな種類があります．OAは主に上顎と下顎のスプリントが一体となった上下一体型か，分離している上下分離型に分けられます．本邦は2004年4月より，OAが健康保険の適用になりました．国外では上下分離型が主流ですが，国内では技工料が安価な上下一体型が主流です．

　OAは初診から完成までに4回ほどの来院を要します．初診時に医科からの依頼書や問診により，OAの適応かを判断します．適応の場合は口腔内診査を行い，歯科的に問題があれば先に歯科治療を行います．問題がなければ，OA作製のための印象採得と咬合採得を行います．2回目は石膏模型から作製した上下のスプリントを口腔内で仮固定し，次回までOAを使用してもらいます．3回目にOAの経過が良好であれば，医科にOAの治療評価を依頼しま

す．4回目は医科の治療評価後で，OAの治療効果が認められたら本固定を行い，OAを完成させます．

完成後も半年から1年ごとに定期検診を行い，歯科でのOAの調整，経過観察，口腔内診査，医科での睡眠検査を行うことが重要となります．

詳細➡第5章①-1)-⑤

③ 治療評価

歯科から依頼を受け，医科でOAの治療評価を行います．治療評価は医療機関により異なりますが，主にPSG検査や簡易検査が用いられます．評価後通常，患者は医科で検査結果について説明を受けますが，OAは歯科で作製しているため，患者が歯科を再受診した際には治療評価のサマリーを読み解き，OAの治療効果について歯科医師側からも説明できるようにしましょう．

(中村周平)

Q44 内科系の病気で，昼間眠気が出ることはある？

気管支喘息，アレルギー性鼻炎，甲状腺機能低下症などの内分泌疾患などで昼間の眠気が起こります．

　成人の約半数はいびきをかくと言われていますので，昼間の眠気といびきで受診したからといって，すべて睡眠時無呼吸症が原因とは限りません．必ず内科疾患や精神科疾患（**Q46**参照）がないかもチェックする必要があります．以下，理解を深めるために症例を提示します．

症例1）34歳　女性

- 主訴：昼間の眠気　JESS 14点（JESSについては 第4章2 参照）
- 既往歴：気管支喘息，アレルギー性鼻炎
- 現病歴：ここ数年，昼間の眠気が強く，眠れないため来院．いびきあるが，無呼吸はなさそう．
- 身体所見：胸部；呼吸音清
- 検査所見：簡易検査でAHI 8，最低SpO_2 95％
- 診断：朝方喘鳴が軽度あり，SABA使用している．
  アレルギー性鼻炎による鼻閉もあり．
  →喘息，鼻炎のコントロール不良による不眠，昼間の眠気
- 治療：ステロイド吸入，ステロイド点鼻
- 経過：昼間の眠気改善
- コメント：気管支喘息とアレルギー性鼻炎の患者です．小児期から喘息もあり，喘息に慣れているため，軽い発作があっても放置していたようです．小児喘息から成人まで移行した患者は特に注意が必要です．

症例2）45歳　男性

- 主訴：昼間の眠気　JESS 10点
- 既往歴：特になし

- 現病歴：半年前に禁煙してから，体重が増え，首周りがきつくなった．その頃より昼間の眠気が強くなってきた．いびき，無呼吸はなさそう．
- 身体所見：胸部；呼吸音清　頸部；甲状腺右葉＞左葉腫大あり
- 検査所見：簡易検査でAHI 4，最低SpO$_2$94％
- 診断：頸部エコーで甲状腺右葉の腫大あり．採血の結果とあわせて，甲状腺機能低下症と診断
- 治療：チラージン処方
- 経過：昼間の眠気改善
- コメント：甲状腺機能低下症の患者です．昼間の眠気や倦怠感の原因として，甲状腺機能低下症も頭においておく必要があります．

　その他，不眠や昼間の眠気と関係するのは，胃潰瘍などの消化器疾患や，アトピー性皮膚炎などの皮膚疾患，頻尿などの泌尿器科疾患があります．中高年女性では更年期障害による不眠，昼間の眠気，倦怠感を訴える人もいるので，鑑別として頭においておきましょう．

詳細➡第3章2-1)

（宮崎泰成）

2 眠気 2) 精神科

Q45
日中の眠気の原因は？

 現代の日本で日中の眠気の原因として一番多いのは，睡眠不足によるものです．

① 日中の過度な眠気（EDS）とは

効率を求める現代社会では，眠気に対してマイナスのイメージが強いですが，眠気自体は睡眠を導入する，生命維持のために必要な生理学的状態です．ヒトでは概日リズム（サーカディアン・リズム）により夜間の眠気が一番強いのですが，約半日周期のサーカセメディアン・リズムもあるため，正午過ぎの一時期にも眠気が高まります．このように正常でも日中の眠気はきたしますが，問題となるのは，社会生活上に問題が生じるような過度な眠気です．これをEDSとよびます．疫学調査[1]によるとEDSがみられる割合は一般人口のおおむね10％と考えられます．年代的には若年者と高齢者に多いです．

② 睡眠・覚醒メカニズム

ヒトの眠気の成因はきわめて複雑で，その形成メカニズムは単純ではありません．明らかになっていることは，ヒトの睡眠・覚醒の調節は，主に恒常性維持機構（ホメオスタシス）と概日リズムの2つのメカニズムのバランスにより決定されることです．ホメオスタシスとは，覚醒が続くことにより脳の膜組織で睡眠物質がつくられ，睡眠中枢に働きかけて睡眠を促す機構です．概日リズムとは，脳の視床下部にある視交叉上核に体内時計の中枢があり，それが刻む約24時間のリズムのことです．

③ 2プロセス仮説

睡眠覚醒制御において，プロセスS（睡眠過程）とプロセスC（概日過程）の2つの過程が，睡眠の開始と終了を決定するという2プロセス仮説が提唱されています．プロセスSはホメオスタシスによって覚醒中，疲労物質が蓄

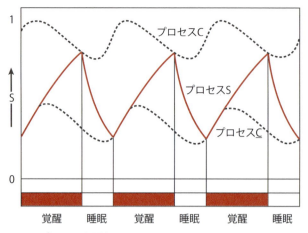

図 2プロセス仮説

縦軸は眠気（睡眠圧）．プロセスSは睡眠の恒常性．プロセスCとCはそれぞれ睡眠閾値と覚醒閾値の概日リズム．覚醒中にプロセスSは増加しプロセスCに達した時点で睡眠が生じ，睡眠に入るとプロセスSは減少し，プロセスCに達すると覚醒が生じる．
文献2より引用（「プロセスC」の文字は筆者による）．

積するかのように単調に増加します．この上昇曲線を疲労蓄積曲線とよびます．覚醒中上昇したプロセスSが，概日リズムであるプロセスCと交差したところで入眠が生じます．睡眠中，プロセスSは指数関数的に減少します．これを疲労回復曲線とよびます．これが同じく概日リズムであるプロセスCに交差すると覚醒が起きます（図）．

日中の眠気はこの2つの機構のどちらか，あるいは両方の調節不全により，日中に覚醒不全が起こっている状態です．

④ 眠気をきたす疾患

現代日本は，24時間型社会のため睡眠不足が幅広い年代にみられ，日中の過度の眠気は主に睡眠不足から生じています．睡眠の診療機関では，夜間の睡眠が十分であることを確認した後に，睡眠障害をきたす疾患や過眠症，眠気を引き起こす内科的な疾患を鑑別していきます．

夜間の睡眠の障害である睡眠時無呼吸症，むずむず脚症候群といったものは，本人が睡眠の問題を自覚せず，終夜睡眠ポリグラフ（PSG）検査などで診断されてはじめて判明することが多いです．終夜睡眠ポリグラフ検査では異常がみられない日中の眠気をきたす疾患として，概日リズム睡眠覚醒障害

があります．覚醒維持に問題がある中枢性の過眠症（ナルコレプシー），特発性過眠症も日中の眠気を起こします．そのほか，身体疾患や精神・神経疾患，薬物などが原因である可能性も忘れてはなりません．

参考文献

1) Doi Y & Minowa M：Gender differences in excessive daytime sleepiness among Japanese workers. Soc Sci Med, 56：883–894, 2004
2)「不眠の科学」（井上雄一，岡島 義/編），朝倉書店，2012

詳細➡第3章②-1），2），第5章②-1），2）

（甫母瑞枝）

2 眠気　2）精神科

Q46 眠気と精神疾患との関連はある？

A さまざまな精神疾患と眠気を含む睡眠障害は関連があります．以前よりうつ病と不眠の合併は広く知られていましたが，最近になり過眠との関連が強い精神疾患も判明してきました．

① うつ病と過眠

　うつ病では不眠が知られていますが，診断基準のなかの1つに睡眠過多があります．また，うつ病のなかで，抑うつ気分，意欲低下など定型のうつ病と同じ症状に加えて，過食，過眠，体重増加などがみられる一群は非定型うつ病とよばれ，過眠が診断基準の1つです．

　一般住民に対して，日中の眠気に与える因子を探ろうと行われた調査[1]があります．ロジスティック解析でうつ病，BMI，年齢，睡眠時間，糖尿病，睡眠時無呼吸症などの危険因子が見出されましたが，そのなかでもうつ病のオッズ比が6.85と最も高い危険因子でした．

② 閉塞性睡眠時無呼吸症（OSA）とうつ病

　夜間の熟眠障害により日中の眠気をきたす閉塞性睡眠時無呼吸症（OSA）ではうつ病の合併が多いことが知られる一方，うつ病患者の約20％ではOSAを伴うとの報告がされました[2]．OSAとうつ病に，双方向性の関連があると考えられています．共通の因子としてセロトニン関連遺伝子などの遺伝要因，生活習慣，体重増加があります．

　問題となるのが，意欲低下や集中困難など睡眠障害によるOSA症状をうつ病の症状としてとらえ，抗うつ薬のみで加療されているケースです．薬剤に反応しにくく，うつ病の難治例として経過している場合もあります．そのような症例にCPAP（持続陽圧呼吸）導入でうつ症状の改善が認められた報告もあり，難治うつ病にOSAが合併してないかの確認が望まれます．

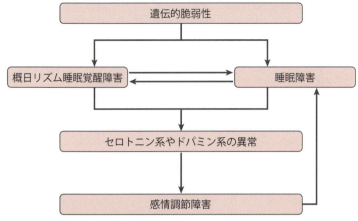

図　双極性障害における病態仮説
概日リズム機構の異常が双極性障害の感情調節障害の引き金となっており，概日リズム睡眠覚醒障害は双極性障害の病態の本体に深く関与すると考えられている．
文献3より引用．

③ 双極性障害と概日リズム睡眠覚醒障害

　双極性障害は，気分感情障害のなかでうつ状態と躁状態がみられる疾患です．この病態に概日リズム睡眠覚醒障害が密接な関連があることが示唆されています．双極性障害においては，うつ状態に伴う不眠や過眠，躁状態に伴う睡眠欲求の減少など，病相に応じた睡眠障害の変動が知られています．

　双極性障害の病態仮説として，これまでは視床下部−下垂体−副腎皮質系過活動仮説，モノアミン系の調節障害仮説が知られていましたが，これらの仮説では躁状態の説明が困難であり，近年ではリズム調節障害の方が双極性障害の病態をより明確に説明しうるとの考えが広まっています（図）．よって診断・治療が困難な双極性障害の臨床に，概日リズム睡眠覚醒障害の診断・治療の導入が重要視されるようになっています．

④ ADHDと過眠，ASDと睡眠障害

　発達障害に睡眠障害が多いことは知られていましたが，その睡眠障害は発達障害の病態とも関連しているものがあります．ADHD（注意欠如・多動性障害）の児童の25〜50％は何らかの睡眠障害を合併しているとされ，入床への抵抗，入眠困難，中途覚醒が多くみられます．睡眠障害としてはむずむ

ず脚症候群，睡眠呼吸障害，過眠症があります．ADHD患者の検査では睡眠潜時が短く，眠気が強いことが示され，37％が強い眠気を訴えました．ADHDはドパミン・ノルアドレナリン系の低活動が病態仮説となっていて，治療薬もドパミンとノルアドレナリンの再取り込み阻害・分泌促進作用のあるメチルフェニデートです．ドパミン・ノルアドレナリンとも覚醒作用があるため，それらの神経系が低活動であるADHDでは過眠症状を呈すると説明されています．

　ASD（自閉症スペクトラム障害）では，通常夜間に分泌が増え日中には低下するメラトニン量が，逆の分泌パターンを示すという報告[4]があります．ASDにみられる概日リズム睡眠覚醒障害は，不規則型，非24時間型，後退型とさまざまです．ASDでは社会的ひきこもりや，こだわりが強くゲームに熱中するばかりに睡眠不足になるといった社会的な同調因子が弱いという面もあります．また光の感受性が弱く，光への同調が難しいことも推測されています．メラトニンの治療効果が報告されています．

参考文献

1) Bixler EO, et al：Excessive daytime sleepiness in a general population sample: the role of sleep apnea, age, obesity, diabetes, and depression. J Clin Endocrinol Metab, 90：4510-4515, 2005

2) Ohayon MM：The effects of breathing-related sleep disorders on mood disturbances in the general population. J Clin Psychiatry, 64：1195-1200, 2003

3) 高江洲義和：双極性障害における睡眠・覚醒リズム障害の意義．精神医学，59：535-540，2017

4) Kulman G, et al：Evidence of pineal endocrine hypofunction in autistic children. Neuro Endocrinol Lett, 21：31-34, 2000

詳細➡第3章②-1)，第5章②-1)

（甫母瑞枝）

110　いびき!? 眠気!? 睡眠時無呼吸症を疑ったら

2 眠気　2) 精神科

Q47
会議や授業中にも寝てしまうのは過眠症？

日中の過剰な眠気が毎日3カ月以上継続して，日常生活に障害が生じるものを広義の"過眠症"とよびます．特に中枢神経に原因があるものが中枢性の過眠症とよび，ナルコレプシー・特発性過眠症があげられます．どちらも日中に強い眠気が生じることがあります．

1 原発性過眠と二次性過眠

過眠の原因としては
Ⅰ　覚醒を維持する機構に異常がある狭義の中枢性の"過眠症"
Ⅱ　夜間睡眠に質的・量的な問題が生じているため，日中眠くなる二次性過眠症　（睡眠時無呼吸症を含む呼吸器系の障害，皮膚炎など身体疾患，内科治療薬，精神神経疾患，むずむず脚症候群－これらは夜間の入眠困難，中途覚醒などにより代償的に日中の眠気が生じる）
Ⅲ　睡眠不足症候群

に大別されます．ここでは狭義のⅠの過眠症について説明していきます．

　覚醒維持に問題がある中枢性の過眠症は，①ナルコレプシー，②特発性過眠症，③クライネ・レビンの3つに分類されています．睡眠覚醒中枢の働きを直接評価する方法がないために，過眠症の診断確定は睡眠不足症候群と二次性過眠をきたす疾患を否定する除外診断が原則ではありますが，ナルコレプシーのように髄液検査，反復睡眠潜時検査（MSLT）が診断確定に必要な疾患もあります．

2 ナルコレプシー

"居眠り病"として知られる過眠症の代表です．海外では2,000人から5,000人に1人の低い有病率ですが，日本では海外よりは多く，600人に1人の頻度でみられます．中核症状は，耐え難い眠気のために居眠りをくり返す過眠

症状と情動脱力発作です。過眠症状は，食事中や会話中，入学試験など，寝るのがきわめて不適切な状況でも，"気づくと眠り込んでいた"という睡眠発作の形をとります。他にも入眠時幻覚，睡眠麻痺（金縛り），夜間の頻回な中途覚醒が随伴症状です。日中の眠気は，ナルコレプシーの基本病態が，覚醒・睡眠ともに長時間維持できないことにあるとされ，夜間の睡眠中も中途覚醒が多く，日中の覚醒状態にも睡眠のエピソードが頻回に発生するためと考えられています。脳幹腫瘍など二次性のものもありますが，一般には14歳をピークとする思春期に発症します。

③ 特発性過眠症

夜間の長時間睡眠を伴う特発性過眠症では，朝の目覚めも昼寝からの目覚めも，覚醒するのに非常に困難を伴い，"睡眠酩酊"という状態が続くことがしばしばみられます。自律神経系の機能不全の症状として，片頭痛様の頭痛，起立性低血圧，レイノー現象などもみられます。ナルコレプシーとの鑑別は困難なことも多く，両者の比較を**表**にまとめました。

表　特発性過眠症とナルコレプシーの比較

	ナルコレプシー	特発性過眠症
入眠	入眠期REM睡眠がみられることが多い.	短時間で深睡眠に入る.
睡眠	睡眠は浅く，中途覚醒が頻回で，熟眠感に欠けることが多い.	睡眠は深く，総睡眠時間も延長.
覚醒	爽快感を伴う寝覚め. しかし数時間程度で，眠気が出現する.	目覚めるまで時間がかかり，爽快感がなく，ぼんやりしている. 睡眠酩酊を伴うことも.
眠気の強さ	会話中にも眠り込んでしまうほどの耐え難い眠気. 眠気を感じる前に眠りに落ちることも.	強いが，刺激があれば耐えられることが多い.
関連した症状	情動脱力発作，入眠時幻覚，睡眠麻痺を合併することが多い.	情動脱力発作はない. 睡眠リズムは後退しやすい. もともと夜型生活の場合が多い.
身体合併症	肥満傾向，糖尿病2型の頻度が高い.	肥満傾向は認めない. 自律神経症状（頭痛，起立性低血圧，めまい，体温調節異常など）を伴うことが多い.

文献1を参考に作成.

④ クライネ・レビン

　別名，反復性過眠症，周期性傾眠症と言う，強い眠気の時期を周期的にくり返す，非常に稀な睡眠障害です．10歳代で発症するケースが多く，女性よりも男性の有病率が約2倍高いとされます．3日〜5週間程度（平均は10日間）の傾眠状態（強い眠気をもよおす状態：過眠病相）が続き，昼夜を問わず，毎日16〜20時間も眠り続けるのが特徴的です．

　（特に若年男性では）経過とともに自然寛解することが多く，寛解まで平均14年とされています．

参考文献
1) 佐藤 幹：過眠症．精神科治療学，29：1487-1494，2014

詳細➡第3章②-1)，第5章②-1)

（甫母瑞枝）

2 眠気　2) 精神科

Q48
日中の眠気への対処法は？

> **A** 眠気の解消法には
> ①高照度の光曝露，興奮するような楽曲を聴く，冷風・洗顔，などの覚醒刺激を与える方法
> ②カフェインなど覚醒効果のある物質を摂取する方法
> ③仮眠をとる方法
> があります．

光環境

　光刺激は，眠気の低減や交感神経活動亢進など，活動を促進させる生体応答を引き起こします．明るさの単位はlux（ルックス）で表され，晴天の屋外なら数万〜10万lux，曇天や雨天ならば数千〜1万lux，室内照明であると100〜1,000lux程度の明るさです．屋外の光環境が屋内と桁違いに高いことがわかると思います．覚醒効果があるのは，およそ2,000lux以上です．午後の眠気の出現も暗い部屋でスライド映写時に誰しも強い眠気を感じるように，環境照度が影響していて，昼食後の高照度光曝露により午後の眠気が低減します．昼間，高照度の光を浴びる機会がほとんどないという状況は，午後の眠気防止，夜間の睡眠のためにもできるだけ避けた方がよいです．光の色（波長）も重要で，覚醒効果を得るには特に，青白い（波長の短い）光がよいとされています．

音環境

　単調な音刺激や雑音は眠気を増す効果を有します．眠気解消に有効なアラーム音は，玄関チャイムを音源から1mで聴くのに相当する70dB（デシベル）以上が必要とされています．音楽は単純な音刺激と異なり，情動反応をもたらすことから，曲の種類によって眠気の亢進にも抑制にも用いることができます．眠気を払拭させるためには，覚醒効果の高い興奮的な楽曲が有効であ

ると言われていますが，好きな曲を用いると眠気が早く低減するほか，快適性や認知機能にも有効に働くとされています．

③ カフェイン

カフェインは全世界で眠気覚ましの嗜好品として頻用されています．服用後15〜30分で効果が発現し，半減期は3.5〜5時間程度です．比較的穏やかな覚醒作用ですが，副作用として動悸，血圧上昇，消化器症状があり，高用量使用により焦燥感，不安，振戦が生じます．12〜15歳を対象とした研究[1]では，カフェイン摂取量が増えると，睡眠時間が短くなり，夜間の中途覚醒が増加して，日中の居眠りが多くなっていました．カフェインによる睡眠と眠気への悪影響は大人に比べて子どもの方が顕著であり，低用量でも睡眠阻害を起こす危険性に留意する必要があります．

④ 短時間の仮眠

どのくらい仮眠をとるかについては，日中の仮眠で深い睡眠であることを示す徐波睡眠の出現が起きないことが望ましいです．昼寝で徐波睡眠までとってしまうと，覚醒後かえって眠気や疲労感が高まります．これを睡眠慣性（sleep inertia）とよびます．また昼寝当日の夜間の徐波睡眠の出現を減少させてしまいます．望ましい仮眠は睡眠慣性を起こさず，眠気や疲労を回復させ，作業水準や覚醒度を上げるものです．短時間仮眠の効果を図で示します．

一般的に考えられているより時間的に短く，10〜15分が望ましく，就床

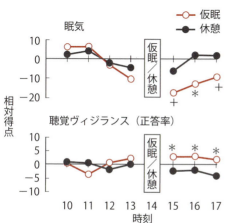

図　14時にとった20分の短時間仮眠の効果

20分の仮眠をとった場合と，とらなかった場合で，聴覚ヴィジランス課題の正答率を示したもの．仮眠をとった群では3時間にわたって眠気が低減し，作業成績が上がった．
文献2より引用．

時間も合わせると 15～20 分とされています．

　他の眠気防止法と短時間仮眠を組合わせることで，覚醒効果が高まります．仮眠後に 2,000 lux 以上の光を約 1 分間照射するだけで，仮眠だけよりも効果が高いと報告されています．カフェインは単独でも覚醒効果をもちますが，短時間仮眠と組合わせることで，さらに覚醒効果が得られます．カフェインは効果発現までに 15～30 分かかるため，仮眠をとる直前に服用することで，仮眠から目覚める頃に効果が発現し，相乗効果が得られます．冷水で洗顔することは，主観的な覚醒は得られますが，仮眠との組合わせでは作業能力の向上は得られませんでした．

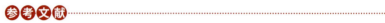

1）Orbeta RL, et al：High caffeine intake in adolescents: associations with difficulty sleeping and feeling tired in the morning. J Adolesc Health, 38：451-453, 2006
2）「不眠の科学」（井上雄一，岡島 義/編），p111，朝倉書店，2012

（甫母瑞枝）

2 眠気　2) 精神科

Q49

過眠がある場合，運転免許の取得は可能？

> 過眠の症状の自己申告は必要です．過眠に対する適切な治療を受け，眠気がコントロールされていると判断された場合は免許取得が可能です．

① 平成26年改正の道路交通法

平成26年（2014年）より運転免許申請・更新時に質問票の記入が義務づけられ，そのなかに"十分な睡眠をとっているにもかかわらず，日中・活動している最中に眠り込んでしまうことが週に3回以上ある方"に該当する場合は，適正検査や昼間の眠気の自己評価〔エプワース眠気尺度（ESS）〕を行います．ESSで点数が16点以上の場合，現在通院している場合は主治医の診断書の提出によって，取得の可否が判断されます．

睡眠専門医では眠気に対する定量的な評価方法として反復睡眠潜時検査（MSLT），覚醒維持検査（MWT）などを行い評価します．専門的な検査方法ですので，内科病院などで診断書を求められた際には睡眠専門医への紹介を考慮してください．医師の診断書により"現在睡眠障害で重度の眠気を生じるおそれがあり，6カ月以内にはよくなる見込みがない"と診断された場合は，拒否または取り消しとなります．眠気の自覚があるにもかかわらず診断，治療を受けていない場合，免許証の交付や更新が3カ月を目処に保留されることがあります．病気の治療をして眠気の症状が抑えられていれば免許取得・更新に全く問題がないので，きちんと治療をしている人が不安になる必要はありません．

詳細➡第4章①，②，⑤

② 道路交通法改正の歴史

平成14年（2002年）に道路交通法が改正になった際に，"一定の症状を呈する病気等"を自動車などの安全な運転に支障を及ぼす疾患としてあげましたが，

そのなかに"重度の眠気の症状を呈する睡眠障害"が入れられました．これに相当する患者は十分な治療効果が得られるまで，免許を保留・停止するという項が設けられました．

　睡眠時無呼吸症が社会的関心を集めたのは，2003年2月26日JR西日本山陽新幹線の運転士が時速270 kmで約8分間居眠り運転後，岡山駅手前で自動運転制御装置によって停止するという事件でした．その後も居眠り・意識消失を起こす病気によって重大事故が相次いでいることが問題視されるようになりました．これを受けて，平成26年道路交通法が改正され質問票の記入が義務づけられ，運転に支障のある者が免許取得・更新時に虚偽申告を行った場合に罰則が設けられました（図）．

③ 過眠がある場合の運転の危険性

　居眠り事故は他の事故と比べて被害の程度が大きくて，死亡事故や重傷事故になる割合が他の事故より高いです．

　居眠り事故がどの程度発生しているかについては，研究によって結果がまちまちです．交通事故全体の1〜3％と少数であるという研究から16〜20％に達するという研究までがあります．高速道路では一般道路に比べて居眠り事故が多いので，ここでの事故のみを対象とすれば値は大きくなります．

　睡眠時無呼吸症は，一般人口のなかで3％と有病率の高い眠気をきたす疾患であり，居眠り事故のなかにおける睡眠時無呼吸症の割合も高いと推察されています．睡眠時無呼吸症患者での運転中の交通事故の危険性については，1980〜2003年までの全学術研究報告についてのメタアナリシスが行われ，閉塞性睡眠時無呼吸症（OSA）は交通事故のオッズ比を2.52に上昇させることが示されました[1]．

　日本国内での調査結果（2000〜2008年）では，睡眠時無呼吸症患者におけるAHI（無呼吸低呼吸指数）重症度別の居眠り事故率は，軽・中等症群（5≦AHI＜30）では9.6％，重症群（30≦AHI＜60）では9.8％，最重症群（60≦AHI）では16.1％であり，睡眠時無呼吸症の重症度の悪化に伴って事故率が増加していました[2]．この傾向は他の調査研究でも同様でAHIが45〜60および60以上の重症の睡眠時無呼吸症では交通事故のオッズ比がそれぞれ2.37，3.93と高いです[3]．

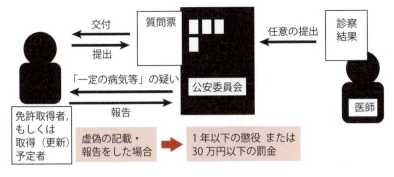

「一定の病気等」とは

- 統合失調症：自動車等の安全な運転に必要な認知，予測，判断または操作のいずれかに係る能力を欠くこととなるおそれがある症状を呈しないものを除く
- てんかん：発作が再発するおそれがないもの，発作が再発しても意識障害および運動障害がもたらされないものならびに発作が睡眠中に限り再発するものを除く
- 再発性の失神：脳全体の虚血により一過性の意識障害をもたらす病気であって，発作が再発するおそれがあるものを言う
- 無自覚性の低血糖症：人為的に血糖を調節することができるものを除く
- そううつ病：そう病およびうつ病を含み，自動車等の安全な運転に必要な認知，予測，判断または操作のいずれかに係る能力を欠くこととなるおそれがある症状を呈しないものを除く
- 重度の眠気の症状を呈する睡眠障害
- このほか，自動車等の安全な運転に必要な認知，予測，判断または操作のいずれかに係る能力を欠くこととなるおそれがある症状を呈する病気
- 認知症
- アルコール，麻薬，大麻，あへんまたは覚せい剤の中毒

図　運転に支障のある疾患に対する法整備

免許を取得（更新）しようとする際，「一定の病気等」に該当するか判断のための質問票が公安委員会より交付されたら，質問表に答え提出しなければならない．また，すでに免許を受けている場合も，「一定の病気等」であるか調査する必要があると公安委員会が判断した場合は，報告を求められることがある．医師は診察した者が「一定の病気等」に該当すると認知し，その者が免許を受けていると知ったときは，診察結果を公安委員会に届け出ることができる．
道路交通法，および同施行令より．

参考文献

1) Sassani A, et al：Reducing motor-vehicle collisions, costs, and fatalities by treating obstructive sleep apnea syndrome. Sleep, 27：453-458, 2004
2) 塩見利明，有田亜紀：睡眠時無呼吸症候群における居眠り運転事故調査．国際交通安全学会誌，35：22-25, 2009
3) 「睡眠障害と安全運転に関する調査研究結果について」（警察庁交通局），平成19年3月13日

（甫母瑞枝）

Q50 運動したらよく眠れるようになる？

A 運動習慣がついた人は徐波睡眠が多くなり，中途覚醒も減り安定した睡眠がとれます．

① 身体運動と徐波睡眠

身体運動が徐波睡眠を増やすかについては，賛否が分かれる報告がされていましたが，1996年のメタアナリシスでは，一過性の運動も習慣性の運動も，徐波睡眠および総睡眠時間を増加させて，レム睡眠出現の時間を減少させました[1]．さらに，習慣性の運動は，睡眠時間を増やし中途覚醒を減少させる，という強い効果があることがわかりました（図）．

② 運動による睡眠中の身体変化

運動による睡眠中の生理指標の変化として，睡眠変数（睡眠潜時，各睡眠ステージの割合など）の変動より心拍数の上昇が大きいことが指摘されています．最近の研究では運動は睡眠中の血圧を低下させるという報告もあります．また運動によって睡眠中の体温が上昇することも観察されています．このようなことから，運動によって得られる変化は終夜睡眠ポリグラフ（PSG）による睡眠変数だけでなく，身体全体の生理学的な変化であると考えられます．

③ 運動は睡眠を促進するのか？

運動が睡眠を促進するメカニズムについては諸説あります．1つには，運動による身体疲労を回復させるために，睡眠が促進されるという考え方があります．2つ目は運動が不安のレベルを低下させる抗うつ効果があるので，睡眠にプラスの効果があるという考え方です．3つ目は体温調節という観点です．運動は覚醒時の体温を高くしますが，睡眠中との体温の落差が大きいことが，睡眠を促進するという仮説があります．どれも決め手になるメカニズムについては明らかになっておらず，今後の研究が期待されています．

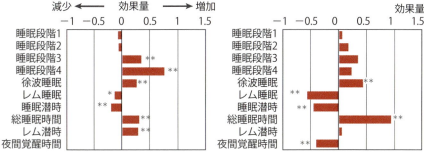

図 睡眠と運動（一過性と習慣的）

これまでの研究結果をメタアナリシスしてみると，一過性，習慣的運動どちらも睡眠を改善させていた．習慣的運動は寝付きをよくし，総睡眠時間の延長，中途覚醒の減少を認めた．
文献2より引用．

良眠に適した運動は何か

　運動を習慣化させることが不眠の予防，改善によいことは明らかになってきていますが，どのような運動がよいのでしょうか？　運動介入時のポイントとなるのは，用いる運動の種類，介入からのドロップアウト率です．ウォーキング，ジョギング，自転車エルゴメーターなどの有酸素運動群と，ヨガ，太極拳などの低強度運動群で比較すると，いずれも週に3～4回の運動で睡眠改善が得られています．どちらも介入後に気分の改善や不安の軽減が得られ，これらが睡眠改善の1つの原因と考えられます．さらに有酸素群では効果がより大きく，体温調節機能や呼吸循環系機能など身体機能の向上が睡眠改善に貢献していると考えられました．注意するべきこととして，不眠など睡眠障害を抱えている対象では，注意力低下，体温調節機能の低下などがあり，運動中の事故や怪我が増える可能性があります．よって自己管理で運動するよりも，スポーツジムで指導を受けながらの運動の方が望ましいです．ウォーミングアップ，運動前と運動中の水分補給，転倒予防，適切な運動強度などに注意を払いながら，運動を習慣化することが望ましいです．

参考文献

1) Kubitz KA, et al：The effects of acute and chronic exercise on sleep. A meta-analytic review. Sports Med, 21：277-291, 1996
2) 「好きになる睡眠医学 第2版」（内田 直/著），講談社，2013

（甫母瑞枝）

第2章
専門機関への紹介の流れ

❶ 外来での検査結果の見方

玉岡明洋

　一般臨床医にとって簡易検査や終夜睡眠ポリグラフ（PSG）検査の生のデータを直接みる機会は少ないと思います．しかしながらこれら検査のレポートを受け取った場合，ポイントを押さえて，患者さんに結果を説明することはしばしば求められます．本項では外来診療でみるべき睡眠検査の結果について解説したいと思います．

❶ 簡易検査の結果の見方

　結果レポート（図1）には，重症度の評価や以下の各測定項目の結果が示され，トレンドグラフで呼吸イベントの発生と，体位や酸素飽和度との関連もわかりやすく表示されます．

❶ RDI

　RDI（呼吸障害指数）とは1時間における無呼吸，低呼吸イベントの回数です．PSGにおけるAHI（無呼吸低呼吸指数）とほぼ同様に用いられます．ただし簡易検査では脳波を記録していないために，正確な睡眠時間が計測できません．機器を装着し検査を開始してから，起床後に終了するまでの全時間を睡眠時間としているため，PSGにおけるAHIよりも低値となり，睡眠呼吸障害を過小評価する可能性があることに特に注意をしてください．

　簡易検査におけるコンセンサスを得た診断基準はありませんが，5〜15は軽症，15〜30は中等症，30以上は重症と考えてよいでしょう．

❷ 3％（あるいは4％）ODI

　3％（あるいは4％）ODI（動脈血酸素飽和度低下指数）とはベースラインの動脈血酸素飽和度から3％（あるいは4％）の低下を認める回数を記録時間で割り，1時間当たりに換算したものです．

124　いびき!? 眠気!? 睡眠時無呼吸症を疑ったら

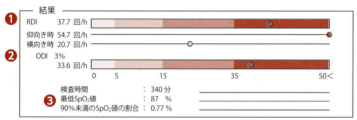

結果

❶ RDI 37.7 回/h
　仰向き時 54.7 回/h
　横向き時 20.7 回/h
❷ ODI 3%
　33.6 回/h

❸ 検査時間　　　　　　　　： 340 分
　最低SpO₂値　　　　　　　： 87 %
　90%未満のSpO₂値の割合　： 0.77 %

注意：各種解析対象時間が60分未満の場合、Index(回/h)には"—"が表示されます。

解析内訳

測定開始　　2017/05/14 22:43　　測定終了　　2017/05/15 04:38
測定時間　　05:54:28　　　　　　解析時間　　05:40:59
解析除外時間 00:13:29　　　　　　呼吸解析時間 05:40:59
解析条件　　成人

SpO₂ / PR 情報

❸
SpO₂中央値	97.0 %	95%〜100%	86.6 %
SpO₂最低値	87 %	90%〜94%	12.7 %
SpO₂<90% 合計時間	00:02:37	85%〜89%	0.8 %
	(0.77 %)	80%〜84%	0.0 %
		75%〜79%	0.0 %
PR中央値	56.0 bpm	70%〜74%	0.0 %
脈拍上昇指数	42.6 回/h	65%〜69%	0.0 %
		60%〜64%	0.0 %
		<60%	0.0 %

呼吸イベント / Snore 情報

❹
	Index(回/h)	発生回数(回)	持続時間合計(分)	最大持続時間(秒)	平均持続時間(秒)	比率(%)
■ Obstructive Apneas	16.9	96	39.9	81	24.9	44.9
□ Central Apneas	1.2	7	2.3	24	19.6	3.3
■ Mixed Apneas	2.3	13	4.8	29	22.3	6.1
□ Hypopneas	17.2	98	54.7	85	33.5	45.8
呼吸イベント合計	37.7	214	101.7	85	28.5	
3% Desaturation	33.6	191	97.2	108	30.5	
Snore	551.5	3134	95.5	7	1.8	

体位別 情報

❺
	合計時間(分)	時間比率(%)	呼吸イベント発生回数(回)	持続時間合計(分)	OA	CA	MA	Hyp	RDI	Snore	SpO₂低下
■ R 右向き	105	31.0	21	10.3	4.6	0.6	2.3	4.6	12.0	698.3	10.3
□ U 立位(座位)	0	0.0	0	0.0	0.0	0.0	0.0	0.0	0.0	0.0	0.0
■ P うつ伏せ	0	0.0	0	0.0	0.0	0.0	0.0	0.0	0.0	0.0	0.0
□ L 左向き	63	18.6	37	23.9	15.2	1.9	1.0	17.1	35.2	519.0	30.5
■ S 仰向き	171	50.4	156	67.5	25.3	1.4	2.8	25.3	54.7	478.9	49.5

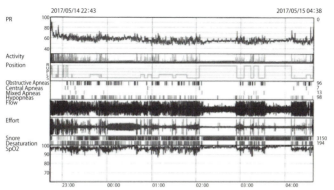

図1　結果レポートの一例
日本睡眠総合検診協会より提供.

❸ 動脈血酸素飽和度（SpO$_2$），脈拍数

RDIの値のみで重症度を判断するのではなく，SpO$_2$の中央値や最低値，90％以下の時間，脈拍数などを確認し，1回のイベントがどのような負担を強いているかの評価も重要です．

❹ 呼吸イベント，いびき

無呼吸と低呼吸の割合や，いびきの有無を確認します．例えばマウスピース（口腔内装置：OA）治療により無呼吸が改善し，低呼吸を多く認めるようになった場合に，いびきの頻度は逆に増加することがあります．治療により患者さんからいびきの増加を報告された場合などには，いびきの評価が役立ちます．

❺ 体位

体位別のイベント発症率を比較します．仰臥位以外で呼吸イベントが少ない体位依存性の閉塞性睡眠時無呼吸症（POSA）では，OA治療の効果が得られやすいと報告されており，睡眠衛生指導において仰臥位を避ける体位の指導が有効です．このような治療選択においても，体位の評価は役立ちます．

終夜睡眠ポリグラフ（PSG）の結果の見方

PSGでは主に後述のような項目に注目します．
1) 総睡眠時間，睡眠効率，覚醒反応指数
　　→よい睡眠がとれているか？
2) 睡眠段階（睡眠ステージ）
　　stage W（覚醒），stage N1, stage N2, stage N3, stage R（REM）
　　→深い睡眠が得られているか？　睡眠構築は保たれているか？
3) AHI（無呼吸低呼吸指数）と無呼吸低呼吸のタイプ
　　→睡眠時無呼吸症の重症度の判定，閉塞性か中枢性か？
　　CPAP（持続陽圧呼吸）適応か，OAか？
4) 体位によるイベントの出現
　　→体位依存性はあるか？
5) 周期性四肢運動（PLMS）

患者さんに説明する際のレポートの1例を示します（図2）．

終夜睡眠ポリグラフ検査結果報告書

検査日：○○○○
ID：○○○○
氏名：○○○○　様

睡眠の状態

- ❶睡眠時間は <u>408.5</u> 分で睡眠の効率は <u>82.1</u> ％でした．
- 1時間あたり <u>17.6</u> 回の覚醒反応がみられました．

❸
	あなたの睡眠の質		健常者の睡眠の質	
REM	14.0	％	20〜25	％
NREM stage N1	8.3	％	5〜10	％
NREM stage N2	77.5	％	50	％
NREM stage N3	0.2	％	20〜25	％

❹

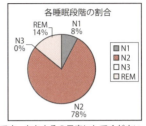

＊健常者の睡眠の質は平均的な指標です．おおよその目安にしてください．

呼吸の状態

- ❺無呼吸の回数： <u>61</u> 回
  閉塞性無呼吸：61回　混合性無呼吸：0回　中枢性無呼吸：0回
- ❻低呼吸の回数： <u>171</u> 回
- ❼1時間あたりの無呼吸低呼吸の回数： <u>34.1</u> 回

❽血中酸素飽和度の状態
- 起きているときの平均値： <u>96</u> ％
- 睡眠中の平均値： <u>91</u> ％
- 最低値： <u>69</u> ％
- 90％以上の割合： <u>78.8</u> ％

図2　患者さん向けPSGレポートの1例

❶ 総睡眠時間（TST）

　入眠から翌朝の最後の覚醒までの時間のうち中途覚醒を除いた時間，すなわち患者さんがベッドにいた時間でなく正味の睡眠時間をあらわします．それに対して，入眠から翌朝の最後の覚醒までの時間を睡眠時間（SPT），患者さんがベッドにいた時間を総就床時間（TIB）と言います．

❷ 睡眠効率（SE）

　TIBに対するTSTの割合です．

表　標準的な各睡眠段階の割合

REM		20〜25％
NREM	stage N1	5〜10％
	stage N2	50％
	stage N3	20〜25％

❸ 覚醒反応

　睡眠段階に影響しない程度の持続時間の短い覚醒を指し，SPT 1時間あたりの覚醒反応の回数を覚醒反応指数（arousal index）と言います．覚醒反応は無呼吸イベントなどに伴ってもたらされ，睡眠時無呼吸症の重症度が高いほど，覚醒反応指数も上昇し，日中の眠気の原因となります．

❹ 睡眠段階（sleep stage）

　睡眠段階は，米国睡眠医学会（AASM）の判定マニュアルに基づくと，脳波，眼電図，オトガイ筋電図をもとに，stage W（覚醒），stage N1，stage N2，stage N3，stage R（REM）の5段階で判定されます．各段階の出現率は，non–REM睡眠のうち浅い睡眠であるN1：5〜10％，N2：50％，深い睡眠であるN3：20〜25％，夢を見ているときの睡眠であるREM：20〜25％程度みられるのが標準とされています（**表**）．正常な睡眠構築ではREM睡眠がおよそ1.5時間周期でみられます．一方，睡眠時無呼吸症などでは深い睡眠であるN3の睡眠がほとんどみられないこともあります．

❺ 無呼吸

　鼻や口でみる気流がベースラインから90％以上低下し，かつ10秒以上この状態が続くイベントを指します．無呼吸は閉塞性（obstructive），中枢性（central），混合性（mixed）に分類されます．閉塞性は気流の停止中も呼吸努力は持続しているもの，中枢性は気流停止中に呼吸努力が消失しているものを指します．無呼吸の最初が中枢性で後半に呼吸努力が出現するものを混合型と言いますが，混合性無呼吸は閉塞性無呼吸に含まれます．

❻ 低呼吸

　気流がベースラインより30％以上低下し，これが10秒以上持続，かつベースラインから3％以上SpO_2が低下あるいは覚醒反応を伴うことと定義されています．

体位統計	仰向け	横向き	左横向き	右横向き	うつ伏せ	
総睡眠時間 (TST)	217.0	191.5	174.5	17.0	---	分
TSTに対する時間%	53.1	46.9	42.7	4.2	---	%
イベント数	161	71	55	16	---	回数
無呼吸回数	32	29	29	---	---	回数
低呼吸回数	129	42	26	16	---	回数
無呼吸指数 (A.I.)	8.8	9.1	10.0	---	---	指数
低呼吸指数 (H.I.)	35.7	13.2	8.9	56.5	---	指数
無呼吸＋低呼吸指数	44.5	22.2	18.9	56.5	---	指数

➒

体位別	仰向け以外	仰向け	合計		仰向け以外	仰向け	合計
無呼吸指数, ノンレム	2.5	8.4	5.6	無呼吸＋低呼吸指数, ノンレム	14.4	35.7	25.6
無呼吸指数, レム	52.8	11.3	29.5	無呼吸＋低呼吸指数, レム	74.4	95.6	86.3
無呼吸指数, 合計	9.1	8.8	9.0	無呼吸＋低呼吸指数, 合計	22.2	44.5	34.1
低呼吸指数, ノンレム	11.9	27.2	20.0	体位別睡眠時間, 分	191.5	217.0	408.5
低呼吸指数, レム	21.6	84.4	56.8				
低呼吸指数, 合計	13.2	35.7	25.1				

図3　詳細データの1例：体位別AHI

➐ AHI（無呼吸低呼吸指数）

TST 1時間あたりの無呼吸＋低呼吸の回数です．AHIが5〜15は軽症，15〜30は中等症，30以上は重症と分類されます．

➑ 動脈血酸素飽和度（SpO₂）

睡眠中のSpO_2最低値，SpO_2値が90％以上である時間がTSTのうち何％を占めたか（Tsat ≧ 90％）などが示されており，睡眠時無呼吸症に伴う低酸素状態の重症度の指標になります．

患者さん向けレポートとは別にPSG詳細データも添付されていることが多いです（**図3，4**）．

➒ 体位別AHI

仰臥位や側臥位など体位別のAHIが示されています．仰臥位でのAHIが，仰臥位以外でのAHIの2倍以上となる場合，体位依存性OSAとよばれます．

➓ 周期性四肢運動（PLMS）

PSGでは呼吸に関するデータだけでなく，前頸骨筋電図による四肢運動のデータも得られます．睡眠中のPLMSは，不随意に下肢の急速な屈曲運動が起こるもので，1時間に15回以上は病的とされています．PLMSにより覚醒反応が起こり，日中の眠気などの睡眠障害を生じる場合は，周期性四肢運動

痙攣回数	ノンレム(覚醒時含む)			レム			合計			
	Arousalなし	Arousal	覚醒	Arousalなし	Arousal	覚醒	Arousalなし	Arousal	覚醒	合計
単発性	7	3	---	---	---	---	7	3	---	10
PLMS	102	8	---	---	---	---	102	8	---	110
合計	109	11	---	---	---	---	109	11	---	120

痙攣統計		PLMS		合計	
		回数	指数	回数	指数
❿	痙攣	110	16.2	120	17.6
	痙攣, Arousal	8	1.2	11	1.6
	痙攣, Awake	---	---	---	---
	痙攣, Arousal + Awake	8	1.2	11	1.6
	痙攣, Arousalなし	102	15.0	109	16.0
	痙攣, ノンレム	110	18.8	120	20.5
	痙攣, レム	---	---	---	---

図4　詳細データの1例：周期性四肢運動

障害(PLMD)とよばれます．むずむず脚症候群では高頻度にPLMSの合併がみられます．

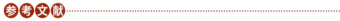

1)「AASMによる睡眠および随伴イベントの判定マニュアル：ルール，用語，技術仕様の詳細：version 2.3」(米国睡眠医学会/著，日本睡眠学会/監訳)，ライフ・サイエンス，2017
2)「臨床睡眠検査マニュアル 改訂版」(日本睡眠学会/編)，ライフ・サイエンス，2015

2 医科から歯科への紹介の流れ

宮崎泰成

　問診にてまず，睡眠中のいびき，無呼吸，昼間の眠気，集中力の低下，夜間頻尿，多汗症など閉塞性睡眠時無呼吸症（OSA）を疑う症状・徴候があるときには，OSAの検査・診断を進めていきます．OSAの睡眠検査としては，睡眠中の低酸素血症と睡眠の断片化が問題となるので，スクリーニングとして簡易検査を行い，異常があれば睡眠の状態も検査するために1泊入院で終夜睡眠ポリグラフ（PSG）検査を行います．その際に重要なのが，時間あたりのAHI（無呼吸低呼吸指数）です（簡易検査ではRDIと表わす場合があ

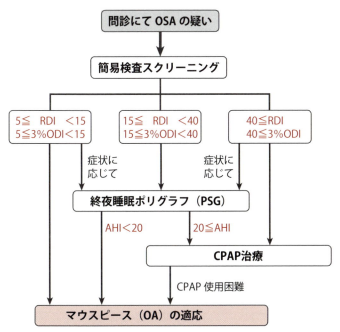

図1　マウスピース（OA）適応の流れ
3％ODI：3％動脈血酸素飽和度低下指数．

診療情報提供書

(紹介先医療機関名)
東京医科歯科大学歯学部附属病院

○○○○○○○○　御侍史　　平成○年○月○日

紹介元医療機関の所在地　○○○○

名称　○○○○

電話番号　00-0000-000　Fax　00-0000-000
医師氏名　○○○○

患者氏名	○○○○	様	性別	男
患者住所 電話番号	○○○○○○○○○○○○ 00-0000-000			
生年月日	○年○月○日　（○才）	職業		

【傷病名】　睡眠時無呼吸症候群，いびき

いつもお世話になっています．
PSGを○月○日に施行しましたが，AHIは7.4回/時と軽度のOSAと診断されます．
口腔内装具による治療をお願いいたしたく思います．
現在歯科治療中（齲歯等の治療）ではありません．
ご多忙のところ誠に恐縮ではございますが宜しくお願い申し上げます．

図2　医科から歯科への紹介状（例）
中村周平先生より提供．

る）．このAHIによって診断やマウスピース（口腔内装置：OA）の適応の判断が行われます（図1）．

OA治療の適応と考えられるのは，現在のところ次の3つと考えられます．

- 簡易検査で5≦RDI/3％ODI＜15の症例
- PSGで5≦AHI＜20の症例
- CPAP治療のコンプライアンスが悪く治療が困難な症例

OA適応となった場合は，OA製作のため歯科へ紹介となります．なお，紹介の際は医科から歯科への紹介状（図2）と検査結果のサマリー（図3）が必須です．歯科においてOA作製の保険診療を行うため必要だからです（歯科も少なくともAHIが5以上であることを確認する必要がある）．紹介状に

終夜睡眠ポリグラフ検査所見の要約

氏名 ○○○○　　　　　ID ○○○-○○○○○　　　実施日 ○年○月○日

1. 睡眠

総睡眠時間（TST）	428 分
総臥床時間（TIB）	482 分
睡眠効率（SE）	88.8%
入眠潜時	2 分
REM 睡眠潜時	72.5 分

総覚醒指数（ArI）： 17.8 回 / 時

覚醒			51.5 分	
睡眠	NREM	N1	82.5 分	19.3%
		N2	243.5 分	56.9%
		N3	19 分	4.4%
	REM		83 分	19.4%

2. 睡眠時無呼吸・低呼吸

無呼吸低呼吸指数（AHI）： 7.4 回 / 時（無呼吸指数 0.7 回 / 時＋低呼吸指数 6.7 回 / 時）

	閉塞型無呼吸	混合型無呼吸	中枢型無呼吸	低呼吸
回数	0	0	5	48
平均持続時間（秒）	0	0	30	53
最長時間（秒）	0	0	44	102

睡眠段階・睡眠姿勢との関係（AHI）

	仰臥位	側 / 腹臥位	全体位
NREM	6.6	1.3	5.2
REM	19.2	0.0	16.7
NREM＋REM	9.4	1.2	7.4

3. 動脈血酸素飽和度

覚醒時平均値	96
平均値	96
最低値	84
90％未満の割合	0.8

4. 心電図

平均心拍数	
覚醒時	87.5
睡眠時	69
不整脈	
心房期外収縮	1
心室期外収縮	74

5. 下肢運動

	回数	指数
周期性下肢運動	55	7.7
覚醒反応を伴う周期性下肢運動	16	2.2

6. 特記事項：

総合判定
AHIは7.4回/時であり軽度の睡眠時無呼吸症と診断される．呼吸イベントの91％が低呼吸であり気道閉塞が主な原因である．総覚醒指数は17.8回/時でやや多い．
総睡眠時間に占める各睡眠段階の時間の割合は徐波睡眠N3が4.4％でやや少なく，浅い睡眠N1が19.3％でやや多い．REM睡眠は19.4％で基準範囲内である．AHIは睡眠姿勢による差があり仰臥位時に9.4回/時，側臥位時に1.2回/時であった．また睡眠段階による差もありNREM睡眠時に5.2回/時，REM睡眠時に16.7回/時であった．
動脈血酸素飽和度の最低値は84％で，90％未満である時間の割合は0.8％である．
心電図では心房期外収縮が1回，心室期外収縮が74回（2段脈，3段脈あり）あった．
周期性下肢運動指数は7.7回/時だが病的基準には達せず，そのうち覚醒反応を伴う頻度は2.2回/時のみであった．

図3　PSG 検査結果のサマリー（例）
中村周平先生より提供．

は，齲歯・歯周病・義歯の有無，顎関節症の有無をできるだけ記載します．これらの状況により，すぐにOA治療が始められないことがあることを患者には情報として伝えておくとよいでしょう．

3 歯科から医科への紹介，照会の流れ

秀島雅之

 歯科から医科に紹介するには

　歯科でOSAのマウスピース（口腔内装置：OA）を作製するには，まず医科系の施設で睡眠検査を行い，睡眠時無呼吸症の診断が必要となります（**Q31**参照）．医科の紹介状と睡眠検査のサマリーなしに，歯科で保険診療は行えません．その後，歯科でOAを装着し，十分調整を行い毎晩装着できるようになったら，その効果の判定を紹介元の医療機関に依頼する必要があり，医科との連携は不可欠となります（**Q36**図参照）．

　一方，いびき・無呼吸を家族に指摘されたり，自覚のある患者は，歯科でOAを装着すれば治るとの情報を得て，医科で睡眠検査を受けずに歯科医院に来院する場合があります．また，患者にいびき・無呼吸の相談を受けた歯科医院が，睡眠検査が必要なことを知らずに，OSAのOA療法を行っている歯科に依頼する場合もあります．その場合，まず睡眠検査を歯科から医科に依頼する必要があります．

　以上のように，歯科から医科への紹介には，いくつかのパターンがあるので，順番に解説します．

 睡眠検査を未検（OSAの診断なし）の場合

　医科で睡眠検査を受けOSAの診断がおりなければ，歯科でOSAの保険診療は行えませんので，まず医科に睡眠検査の依頼状を作成します．その際，患者が歯科を受診した経緯を記載し，睡眠検査の結果（サマリー含む）を教えてほしい，OAの適用の場合には自院もしくは，OA療法を行っている歯科に紹介してほしいとの要望も加えることを勧めます．

　事前に睡眠検査が必要との情報は十分には周知されていないため，患者だけでなく医師や歯科医師が知らない場合も多々あります．各医院で作成のパ

ンフレット，ホームページなどを通じて，社会への周知を図ることが必要と思われます．

3 医科から歯科への資料が不十分な際の依頼状，睡眠検査結果の問い合わせ，照会

　医科から歯科に紹介を受ける際には，OSAの診断と紹介状，睡眠検査のサマリーが必須ですが，患者が持参しなかったり，医科でサマリーを添付しなかったり，最初に依頼を受けた歯科が資料をつけずに，別の歯科に依頼して，書類，資料が揃っていない場合は，紹介元の医科に問い合わせが必要となります．

　また他院で装着したOAの修理，調整を行う場合にも，歯科に紹介した医療機関に，睡眠検査の資料の提供を依頼します．

4 OA装着後の効果の判定依頼

1 効果判定の依頼の手順と必要性

　OAの効果判定を医科に依頼する際，歯科で行った処置，経過，患者の感想（いびきが減ったか，家族の評価，歯や顎に痛みはないかetc.）などの報告を紹介状に記載します（図1）．また睡眠検査の結果とサマリーの送付も依頼します．

　OAを装着していびきが減れば，治療は終了と思っている患者は多く，またOA装着後の効果の判定を依頼しない，もしくはその流れを知らない歯科も少なくないようです．さらに紹介元の医療機関も，歯科に依頼すればその後は一任と考えている医師も見受けられます．OA療法は根治療法ではなく対症療法のため，はじめは効果があってもその後にOSAの悪化する例は少なくありません．そのため定期的な経過観察が必要となります．医科・歯科連携診療の必要性を社会のみならず，医科・歯科各分野に周知することも必須と考えられます．

2 簡易検査と精密検査

　通常，医科から歯科にOSA症例が紹介される場合には，簡易検査で軽度〜

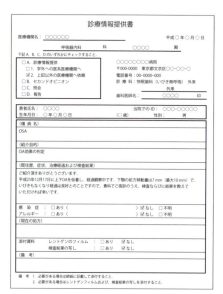

図1　歯科から医科の紹介元にOAの効果判定を依頼する際の紹介状

OAの装着状況，下顎をどの程度前突させたか，いびきの出具合（家族のコメント）等を記載し，紹介元に検査と結果の通知を依頼する．

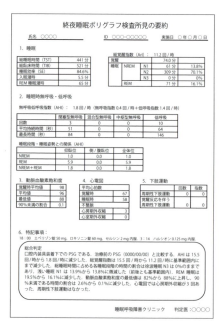

図2　OAの効果判定時のPSGサマリー

OA装着前後の比較，分析をAHI，SpO$_2$，覚醒指数，睡眠ステージ，いびきの回数等から総合的に行う．OAの効果が十分であれば経過観察，十分でなければOAの下顎前突量の修正（再タイトレーション）を検討する．効果の判定についてはOSAの重症度によって変わる．

→ Q36，第5章①-1)-⑤

中等度のOSAの疑いであるとスクリーニングされ，さらにPSGの精密検査でAHIが20未満であれば，医科でCPAP療法を保険適用できないため，OAの適用と診断されます．ただ，PSG検査は一泊入院するため，手間と経費がかかるので，簡易検査のみで歯科が紹介を受ける場合も少なくありません．

OA装着後の効果判定を行う際は，PSG検査を行い，術前・術後ともに精密検査の結果を比較すれば，正確な分析が行えます（図2）．しかし患者の肉体的・経済的負担を配慮すると，効果判定は簡易検査を行うのが現状です．

その際，保険診療報酬の規定として，簡易検査は6カ月以上間隔を空けて実施する必要があります．そのためOA装着後に早めに効果判定を行いたいときは，保険外で簡易検査を行うことも可能です．外部委託で患者に直接，簡易検査の装置を送付し，計測後の分析結果を依頼した歯科に送付するサー

ビスもあるので，有効活用できるでしょう．なお，平成30年度の歯科保険診療報酬改定において，OAの効果判定のための医科での簡易検査が保険適用可となりました（**Q42**参照）．

2014年に改訂された米国睡眠医学会（AASM）の睡眠障害分類ICSD-3では，簡易検査も診断用検査として認められており，今後簡易検査の果たす役割は大きいと考えられます．

定期検査，期間が空いた際の依頼

OA療法は対症療法のため，定期的な調整，経過観察が必要となります．歯科で定期的にOAの適合状態，残存歯列・咬合の経過観察，OAの劣化・破損を確認，調整したら，医科にも睡眠検査の依頼を行います．半年～1年の間に1回は行うことが望ましいです．

患者が長期来院しなかったり，他院でOAを作製後，長期睡眠検査を行っていない場合には，**②睡眠検査を未検の場合**と同じ手順で，現在のOSAの症状をOAなしで検査依頼し，その後にOAを調整，もしくは新製して，その効果判定を同様に行います．

参考文献

1) 秀島雅之，他：睡眠時無呼吸症候群の口腔内装置．歯科理工誌，35：10-13, 2016
2) 「いきなり名医！ どう診る？ 日常診療に潜む睡眠障害：その訴え，あなどるべからず！」（林田健一/著），日本医事新報社，2011
3) 「International Classification of Sleep Disorders, 3rd ed」（American Academy of Sleep Medicine），2014
4) Berry RB, et al：The AASM Manual for the Scoring of Sleep and Associated Events：Rules, Terminology and Technical Specifications, Version 2.0.3. www.Aasmnet.org, American Academy of Sleep Medicine, 2014

第3章
定義・病因・病態

① いびき・無呼吸

1）単純いびき症・閉塞性睡眠時無呼吸症

① 閉塞性睡眠時無呼吸症の概念・定義・疫学

宮崎泰成

1 概念

閉塞性睡眠時無呼吸症（OSA）は，睡眠中に咽頭を中心とした上気道の虚脱が起こり，結果的に上気道閉塞が生じ，しばしば鼻腔も閉塞する疾患です．発症因子には，肥満，短頸および下顎後退症が含まれます[1]．この睡眠中の上気道の狭窄・閉塞と再開は，間欠的低酸素血症と睡眠の断片化をもたらし，睡眠障害，心血管疾患，生活習慣病などさまざまな合併症の原因となります[2]．

2 定義

米国睡眠医学会（AASM）から2014年3月にICSD-3が出版され，OSAの診断基準が示されました（表）．注意点は，ICSD-2では診断にPSGが必須でしたが，ICSD-3ではPSG以外に検査室外睡眠検査（OCST），いわゆる簡易検査で在宅でも検査可能としたことです（ただし成人のみ）[6]．OCSTは脳波を測定しない装置を使用するため，脳波で判定される実際の睡眠は記録されません．総睡眠時間ではなく総記録時間が分母となるので，OCSTではPSGと比較して1時間あたりの閉塞性呼吸イベントを一般的に過小評価します．しかし，ICSD-3では，記録時間あたりの呼吸イベントの頻度を表わす呼吸イベント指数（REI）を使用して判定してもよいとしています．

呼吸イベントは最新版のAASMによる「睡眠と随伴イベント判定マニュアル」[4]に準じて定義されています．なお，呼吸努力関連覚醒（RERA）と低呼吸イベントは睡眠からの覚醒反応に基づいており，OCSTでは脳波基準による覚醒反応が特定できないため判定できません．

表　ICSD-3による成人のOSAの診断基準

以下AとBを満たすか，あるいはCの条件を満たすものをOSAと定義．

A. 少なくとも以下の1項目の存在
● 日中の眠気，熟睡感欠如，倦怠感，不眠症状を訴える． ● 呼吸停止，あえぎ，あるいは窒息感で目覚める． ● ベッドパートナーや他の観察者による睡眠中の習慣的ないびきや呼吸停止あるいはその両方の報告． ● 高血圧，気分障害，認知機能障害，冠動脈疾患，脳卒中，うっ血性心不全，心房細動あるいは2型糖尿病と診断されている．
B. 終夜睡眠ポリグラフ（PSG）検査あるいは検査室外睡眠検査（OCST）で以下の所見を認める
● 睡眠1時間（PSGの場合）あたり，あるいは記録1時間（OCSTの場合）あたり5回以上の閉塞性主体の呼吸イベント（閉塞性無呼吸と混合性無呼吸，低呼吸，あるいはRERA）を認める．
C. PSGまたはOCSTで以下の所見を認める
● 睡眠1時間（PSGの場合）あたり，あるいは記録1時間（OCSTの場合）あたり15回以上の閉塞性主体の呼吸イベント（無呼吸，低呼吸，あるいはRERA）を認める．

文献3〜5より．

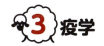

疫学

　推定300万人と言われているOSAの罹患率は肥満人口の増加と並行して増加しています．古い診断基準（ICSD-2）を用いた研究では，中等度から重度のOSAの有病率は中年男性と中年女性ではそれぞれ9〜14％，4〜7％で，男女比はほぼ2：1でした．新しい診断基準（ICSD-3）を用いた最近の研究では，中等度から重度のOSAの有病率が男性では49％，女性では23％とかなり高いことが報告されています[7]．したがって，OSAの現在の罹患率は，肥満の要因だけでなく，より詳細な睡眠ポリグラフ技術および診断基準の変更が影響しているかもしれません[8]．新しい診断基準を用いて解析すると，OSAと2型糖尿病，メタボリックシンドローム，高血圧，心血管疾患，うつ病などの関連合併症との間に強い関連が再確認されています[7]．

参考文献

1) Cowie MR：Sleep apnea: State of the art. Trends Cardiovasc Med, 27：280-289, 2017
2) Kapur VK：Obstructive sleep apnea: diagnosis, epidemiology, and economics. Respir Care, 55：1155-1167, 2010

3 ）「International Classification of Sleep Disorders, 3rd ed.」（American Academy of Sleep Medicine），2014

4 ）「AASMによる睡眠および随伴イベントの判定マニュアル：ルール，用語，技術的仕様の詳細 version 2.3」（米国睡眠医学会/著，日本睡眠学会/監訳），ライフ・サイエンス，2017

5 ）「臨床睡眠検査マニュアル 改訂版」（日本睡眠学会/編），ライフ・サイエンス，2015

6 ）山城義広：睡眠障害国際分類第3版（ICSD-3）改訂のポイント（全般）. 診断と治療，103：1280-1287，2015

7 ）Heinzer R, et al：Prevalence of sleep-disordered breathing in the general population: the HypnoLaus study. Lancet Respir Med, 3：310-318, 2015

8 ）Reutrakul S & Mokhlesi B：Obstructive Sleep Apnea and Diabetes: A State of the Art Review. Chest, 152：1070-1086, 2017

1 いびき・無呼吸

1）単純いびき症・閉塞性睡眠時無呼吸症

② 病因・病態など

稲葉雄一郎

閉塞性睡眠時無呼吸症（OSA）は，睡眠中にくり返し起こる気道狭窄と閉塞に特徴づけられます．日中の眠気や心血管系イベントのリスクに深く関連しています．さて，下記は，いびき・無呼吸に関して外来診療で日常的によく聞かれる訴えです．

- 訴え①「家族から夜間のいびきを指摘されました」
- 訴え②「家族から夜中に呼吸が止まっていると言われました」
- 訴え③「鼻が詰まっていて鼻呼吸できないから，夜眠れません」

これらは，睡眠中に上気道が閉塞や狭窄をきたしていることを意味していると考えられますが，はたしてすべてが同じ病態でしょうか．問診のみから正確に病態を言い当てることは不可能ですが，大まかに後述の疾患が疑われます．

訴え①では単純いびき症またはOSA
訴え②ではOSA
訴え③ではアレルギー性鼻炎やポリープを伴う副鼻腔炎

睡眠関連呼吸障害であっても閉塞部位・程度はさまざまであり，手術治療が有効なものから無効なものまであります．

1 治療法は重症度と病態により決める

終夜睡眠ポリグラフ（PSG）でAHI（無呼吸低呼吸指数）20以上，簡易検査でAHI 40以上が持続陽圧呼吸（CPAP）の保険適用範囲として定められていますが，保険適用範囲ではなく純粋な病態からみるとOSAの治療の根幹は

CPAPです．その理由は，あらゆる部位のあらゆる程度のOSAに対して有効だからです．しかし，マスクの材質にアレルギーのある患者さんや，慢性的に鼻閉があり口マスクしか使えないがそのフィッティングが悪い方などには有効ではありません．したがってCPAPを使用し続けることに抵抗感があり，手術により改善が見込める症例が手術適応になります．あるいはCPAP使用中だが口マスクのフィッティングが悪く，慢性的な鼻閉のために鼻マスクも使用できない患者さんも鼻手術の適応になります．また，舌根沈下や小顎症がOSAの原因であれば，舌を含めて下顎全体を前方移動させるマウスピース（口腔内装置：OA）が有効な可能性が高いと言えます．重症度だけではなく，狭窄や閉塞の病態に応じて最良の治療方法が選択されるべきです．

② 「単純いびき症」と「上気道抵抗症候群」と「閉塞性睡眠時無呼吸症」について

単純いびき症とOSAは，類縁疾患ではありますが異なる病態です．いびきをかいている症例において，PSGでAHIが5以上あればOSAです．AHI 5未満であれば単純いびき症，ただし疲労感や日中の眠気などのOSA症状を伴っている場合，AHI 5未満であっても上気道抵抗症候群（UARS）となります．UARSは単純いびき症とOSAの間に属する病態であり，「単純いびき症」＜「UARS」＜「OSA」と定義されています．鼻閉になっても口呼吸はできますから，鼻閉だけでは睡眠時無呼吸にはなりにくいはずです．しかし，鼻腔から上咽頭を通過する本来の鼻呼吸ができないために，気道抵抗上昇による呼吸努力の増加により睡眠の質は低下すると考えられます．ガイドライン[1]ではUARSの状態を放置することでOSAに移行する可能性があると記されています．

③ 狭窄と閉塞の違い

健常人であっても全気道抵抗の90％は上気道に存在すると言われており，アレルギー性鼻炎や単純いびき症だけでなくOSAのほとんどの病態も狭窄点や閉塞起点は上気道にあります．上気道が狭窄すると吸気・呼気に伴って狭窄点に応じた振動音が発生します．これが「いびき」として聞こえます．呼吸が止まっているのは，気道狭窄ではなく気道閉塞です．すなわち「いびき」

144　いびき!? 眠気!? 睡眠時無呼吸症を疑ったら

は狭窄であり，「無呼吸」は閉塞と考えて大きな問題はありません．

4 物理的な閉塞？ 機能的な閉塞？

　口蓋扁桃肥大，軟口蓋低位など視診上で明らかな上気道の異常を指摘できないにもかかわらず，OSAと診断される患者さんがいます．彼らは何が原因で気道狭窄をきたしているのでしょうか？ 理解するためには，物理的な病因ではなく，機能的な病因について考える必要があります．

　舌は横紋筋でできており，その性質は骨格筋と似ていますが，骨格筋と違って関節を持ちません．起始こそ下顎骨ですが停止をもたないオトガイ舌筋（GG）が舌位保持の主役になっています（図1）．そのためにREM睡眠中に舌位を保持できなくなり，舌根沈下をきたすことでいびきや無呼吸となります．また，REM睡眠中は咽頭開大筋全体が弛緩するために，咽頭が虚脱する場合もあります．これら舌根沈下や咽頭虚脱が機能的閉塞に相当し，物理的な閉塞に対するOSAのもう1つの重要な病態です．そして，この機能的な病態は舌や咽頭に限った病態ではありません．鼻粘膜であればⅠ型アレルギーによる機能的な狭窄や閉塞が起こりえます．同様に睡眠中に声帯外転麻痺を起こすような病態であれば，これも機能的閉塞と言えます．

　各狭窄部位と狭窄点や閉塞点のリストおよびその病態の分類は図2に示す通りです．

　物理的な病態に対しては手術が有効なことがあります．これに対して機能的な病態に対する手術の有効性は下がります．ただし，より大掛かりな手術で機能的異常を克服しようとする術式もあります．

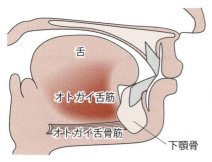

図1　舌位保持するオトガイ舌筋
オトガイ舌筋は外舌筋の1つであり，睡眠中の舌位保持に深くかかわっている．下顎骨オトガイ棘から始まり，舌背および舌骨に終わる横紋筋である．

- ■ 鼻中隔（物理的）
- ■ 鼻甲介（機能的）
  - ※鼻甲介は機能的病態であっても手術適応の場合もある．
  - ※アレルギー性鼻炎の治療前後で睡眠の質は改善するが，AHI の改善は一過性であるとの報告あり．
- ■ 鼻ポリープ（物理的）
- ■ アデノイド増殖症（物理的）

※いずれも口呼吸はできる．

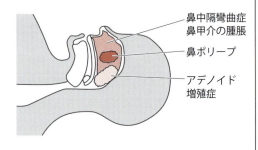

鼻中隔彎曲症
鼻甲介の腫脹
鼻ポリープ
アデノイド増殖症

- ■ 軟口蓋（物理的）
  - ※軟口蓋は機能的病態の関与もある．
- ■ 口蓋扁桃（物理的）

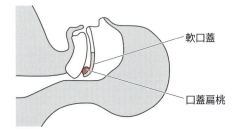

軟口蓋
口蓋扁桃

- ■ 舌（機能的）
  - ※ダウン症，アミロイドーシス，末端肥大症による巨大舌では物理的病態の関与が大きくなる．
- ■ 咽頭側壁（機能的）

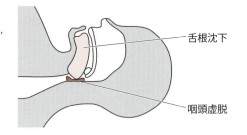

舌根沈下
咽頭虚脱

- ■ 喉頭蓋（物理的または機能的）
- ■ 喉頭（物理的）

※多系統萎縮症は睡眠中に声帯外転麻痺を起こすこともある．

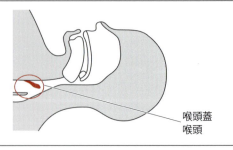

喉頭蓋
喉頭

図2　上気道の狭窄部位とその病態
　いずれの部位にも腫瘍性病変による狭窄・閉塞がありうるため，耳鼻咽喉科医師による内視鏡検査が必要である．

5 適切な治療のために

さて，冒頭の訴えに戻って改めて説明を加えたいと思います．**訴え②**は睡眠の質を改善したいと思っているのに対して，**訴え①**はいびきを改善したいだけ，**訴え③**では鼻閉の改善を希望しているだけかもしれません．たかが「いびき」や「鼻閉」で，睡眠障害を起こし仕事の能率低下まできたしているとは考えていないかもしれません．このような患者さんを説得してPSGを行うと重症OSAが判明した，という症例も多く経験します．OSAを自ら疑って受診してくれる患者さんだけではありません．そのような症例のなかに隠されたOSAを含む睡眠障害を見出し，部位と病態に応じた適切な治療を提示できればよいなと思います．

1) American Academy of Sleep Medicine：Clinical Guideline for the Evaluation, Management and Long-term Care of Obstructive Sleep Apnea in Adults. Journal of Clinical Sleep Medicine, 5：263-276, 2009

> **1 いびき・無呼吸**
>
> 1）単純いびき症・閉塞性睡眠時無呼吸症
>
> # ③ 睡眠時無呼吸症特有の顎顔面形態
>
> 對木 悟

 ## 大きな舌と小下顎が特徴なのか？

閉塞性睡眠時無呼吸症（OSA）は多因子疾患であり，その発症には口腔顎顔面形態が深く関与しています．OSA患者と言われたら，どのような特徴を思い浮かべるでしょうか．肥満の人はOSAに罹患しやすいと考えられていますが，この1つの要因として，肥満者では脂肪沈着によって舌が大きいことが関連しています．舌が大きいと上気道は狭窄します．また臨床において，比較的やせていて下顎の小さいOSA患者に遭遇することも少なくありません．小下顎の人では，舌の大きさに問題がなくても，肥満の人と同様に上気道が狭窄しやすくなります．

しかし一方で，舌が大きい人や小下顎の人が必ずしもOSAになるというわけではありません．舌が大きくてもOSAでない方もいますし，下顎が小さいとOSAになるならば，子どもは皆OSAになってしまいます．一体，これらの現象をどのように説明すればよいのでしょうか．

 ## 舌の大きさと下顎の大きさのバランスに注目する

OSAの発症を顎顔面形態に注目して説明する場合，舌と下顎のそれぞれの絶対的大きさに着目することはもちろん大切ですが，もう一歩踏み込んで，舌に対して下顎がどの程度大きいのか，つまり「舌の大きさと下顎の大きさのバランス」をみるようにしてみてください[1,2]．

ここで図1と図2を用いて舌，下顎，上気道の関係を詳しくみてみましょう．図1に示すように，上下顎の歯槽骨上に歯が植立し，馬蹄形のアーチ（歯列弓）を形成しています[3]．歯列弓・下顎骨や頸椎などの硬組織は，あたかも硬い箱を構成し，舌および周辺の軟組織（ここでは肉とよびます）をその中に敷きつめ，残った空間を上気道と言うことができます．図2Ⓐは，正常

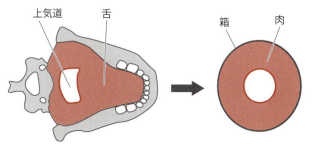

図1 下顎，舌，上気道の解剖学的関係
文献3を参考に作成．

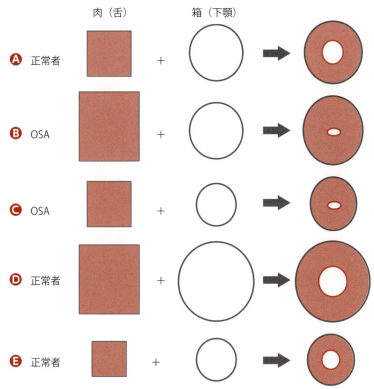

図2 正常者とOSA患者の上気道
一見小下顎であるからといってOSAの罹患リスクが高まっていると診断すると誤りになるので注意．
文献1を参考に作成．

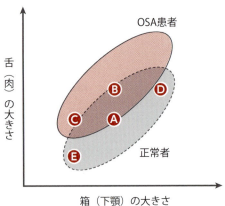

図3 下顎の大きさと舌の大きさのバランス
ある下顎の大きさにおいて，OSA患者では正常者に比較して舌が大きい．アルファベットは図2に対応．
文献2を参考に作成．

者の上気道ですが，肉の量と箱の大きさとのバランスが良好であるため，上気道の断面積がしっかりと保たれています[1]．ところが図2❸のように，肥満によって舌が大きくなり箱内の肉量が増加し過剰になると，肉は残った空間に逃げ場を求めるため，上気道は狭窄します．また図2❹は，やせ型で舌の大きさに問題のない人の例ですが，小下顎によって箱が小さいため，上気道は狭窄します．しかし，図2❺のように肉量が多くても箱が大きければ，OSAは発症しません．同様に図2❻では，箱が小さくてもそれに応じて肉量が少ないため，OSAは発症しません．このように，上気道が閉塞するかどうかは，肉量と箱の大きさとのバランスに大きく依存して決定され，このバランスが崩れたときに上気道の閉塞性が高まり，OSAは発症します．図3と対比させながら，これらのパターンやそれ以外についても考えてみてください．

また，ここまでは舌の大きさと下顎の大きさのみに着目してOSA発症を概説してきましたが，少し応用的に考えてみることも重要です．例えば，舌以外にも箱内の肉量を相対的に増大させる現象として，扁桃肥大や大きな軟口蓋なども肉量を多くする方向に作用します．同様に，小下顎以外に箱の大きさを小さくする現象として，上顎の後方位や中顔面の低形成，さらには歯列弓の狭窄や叢生（歯ならびが乱れガタガタの状態）などの不正咬合がみられる場合，OSA発症リスクが高まると考えられます[4]．

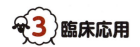 臨床応用

　臨床では，まず視診で患者の顔や口腔内を観察し，大雑把に下顎と舌の大きさの相対的な関係について診断します．その際には，最大開口かつ舌前突時の口蓋垂の見え方を評価するMallampati分類（→第4章1）も有効です[5]．

　次に画像診断を行います．CTやMRIは，口腔顎顔面形態の異常を診断するうえで確かに有効な手段ですが，その前段階として単純な検査が望まれます．側面頭部X線規格写真（セファログラム）は二次元的な情報ですが，顎顔面領域の形態評価を簡便に行うことができるので，是非積極的に利用してみてください．

1) Watanabe T, et al：Contribution of body habitus and craniofacial characteristics to segmental closing pressures of the passive pharynx in patients with sleep-disordered breathing. Am J Respir Crit Care Med, 165：260-265, 2002
2) Tsuiki S, et al：Anatomical balance of the upper airway and obstructive sleep apnea. Anesthesiology, 108：1009-1015, 2008
3) Isono S, et al：Influences of head positions and bite opening on collapsibility of the passive pharynx. J Appl Physiol（1985）, 97：339-346, 2004
4) 對木 悟：不正咬合．「睡眠学」（日本睡眠学会/編），朝倉書店，2009
5) Nuckton TJ, et al：Physical examination: Mallampati score as an independent predictor of obstructive sleep apnea. Sleep, 29：903-908, 2006

1 いびき・無呼吸

1）単純いびき症・閉塞性睡眠時無呼吸症

④ 合併症発症のメカニズム

藤江俊秀

　交通事故や運転手の居眠りなどの報道で睡眠時無呼吸症が話題となり，日中の眠気にスポットが当たりがちです．しかし，疫学研究や病態生理に関する研究から，睡眠時無呼吸症は多くの合併症を併発することがわかっています．予後因子としては心血管イベントが重要です．病態生理としては，解剖学的要因（上気道面積の減少），呼吸中枢の不安定性（ループゲイン増大），覚醒閾値の低下，気道内陰圧に対する上気道代償性の低下が，それぞれ異なった比率で寄与しています．間欠的低酸素（IH）曝露や睡眠の分断化や覚醒，肥満や内臓脂肪により生体にさまざまな反応が生じ，その比率や大きさによりどの合併症が起こるかが決まると思われます（図）[1]．以下の項目は合併症の発症要因となる機能障害で，それぞれに影響を与えており明瞭に区別できません．

1 血管内皮機能障害

　血管内皮機能は，血管拡張反応を調べる血流依存性血管拡張反応（FMD）と血管作動性物質の発現量を調べる方法がありますが，OSA患者ではFMDの低下や血管収縮物質のエンドセリンやアンギオテンシンの上昇が認められ，血管内皮機能障害が存在することが証明されています．血管内皮機能障害についてはIHに伴う酸化ストレス，交感神経活動亢進や胸腔内圧の低下などが関与していると考えられています．

　酸化ストレスに関しては，OSA患者の末梢血好中球の産生する活性酸素種（ROS）が有意に高く，CPAPによりROS産生が低下することから関連性が指摘されています[2]．

　酸化ストレスによりレドックス感受性転写因子であるNF-κBが活性化され，その転写産物であるTNFα，IL-6などの炎症性サイトカインの産生が亢

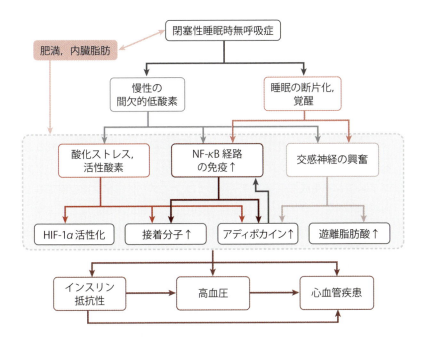

図　内臓脂肪の増加と睡眠時無呼吸症の関連と合併症発症のメカニズム
文献1より引用.

進し,血管内皮の炎症による障害を引き起こすとともに,NOの分解が促進されNO活性が低下し血管内皮機能が低下します.

2 交感神経系亢進

　睡眠中の気道閉塞により,呼吸努力をくり返しているOSA患者では交感神経活動が亢進しているだろうことは容易に想像できます.正常な呼吸を行っている昼間には交感神経活動は亢進していないはずですが,マイクロニューログラムを用いて評価する筋交感神経活動（MSNA）や血中ノルエピネフリン濃度の測定から,昼間の交感神経の活動も亢進しており[3],後にCPAP治療によりMSNAが低下することが示されました.

　心臓と全身の交感神経系の亢進を生じる機序としては,呼吸停止に伴う低酸素血症や高二酸化炭素血症,肺の伸展受容器への入力が消失するために生じる交感神経活動の脱抑制,睡眠の分断の影響が考えられています.ノルエ

ピネフリンが末梢時計遺伝子である *per1* mRNA 発現に影響を及ぼす可能性も示唆されています[4]．

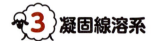 **凝固線溶系**

静脈は血流が緩徐であるため，うっ滞が起こりやすく，フィブリンを多く含む凝固血栓が起こりやすくなっています．通常，血栓が形成されると，組織型プラスミノーゲンアクチベーター（t-PA）によりプラスミノーゲンからプラスミンを生成し，フィブリンおよびフィブリノーゲンを分解することで血栓を溶解し，フィブリン分解物（FDP）やD-dimerが形成されます．しかし，OSA患者では，血清中プラスミノーゲンアクチベーターインヒビター（PAI-1）濃度が上昇しており，PAI-1によりt-PAが阻害され，血栓傾向をもたらします．

動脈血栓は血小板血栓が主体に形成され，OSAでは血小板活性化の指標であるP-selectinの増加などが報告され[5]，血小板血栓形成亢進状態にあると考えられています．以上のような要因から，OSA患者では心血管疾患などの動脈血栓だけでなく，深部静脈血栓症を高頻度に合併すると報告されています．

参考文献

1) Arnardottir ES, et al：Molecular signatures of obstructive sleep apnea in adults: a review and perspective. Sleep, 32：447-470, 2009
2) Schulz R, et al：Enhanced release of superoxide from polymorphonuclear neutrophils in obstructive sleep apnea. Impact of continuous positive airway pressure therapy. Am J Respir Crit Care Med, 162：566-570, 2000
3) Carlson JT, et al：Augmented resting sympathetic activity in awake patients with obstructive sleep apnea. Chest, 103：1763-1768, 1993
4) Burioka N, et al：Clock gene dysfunction in patients with obstructive sleep apnoea syndrome. Eur Respir J, 32：105-112, 2008
5) 神尾和孝，他：閉塞型睡眠時無呼吸症候群患者における活性化血小板マーカーの検討．日呼吸会誌，40：473-477, 2002

1 いびき・無呼吸

1）単純いびき症・閉塞性睡眠時無呼吸症

⑤ 合併症（不整脈・突然死）

笹野哲郎

　閉塞性睡眠時無呼吸症（OSA）は，多くの心血管疾患の独立した危険因子であることが知られています．本項では，OSAと不整脈の関連について概説します．

OSAが心臓に与える影響

　OSAの特徴は，気道の閉塞により10秒以上持続する無呼吸・低呼吸イベントが反復して起こるというものです．この無呼吸イベントが心血管系に与える影響とは，①一過性のPaO_2低下と$PaCO_2$上昇，②胸腔内圧の低下による心臓への伸展刺激，に分けられます．さらに無呼吸イベントからの回復時には③反射性の交感神経活動亢進，が生じます．この一連の反応は，無呼吸イベントの際にくり返され，心血管系には反復して大きな負荷がかかることになります．さらに，日中にも影響はおよび，④質のよい睡眠が得られないことによる精神的ストレス，⑤それに伴う日中の持続的交感神経活動亢進，が持続的に生じます．つまり，OSAにより心臓は24時間負荷を与えられることになります（図1）．

　無呼吸イベント時および回復期における刺激は，心筋細胞のイオンチャネルの一部を活性化して心筋細胞の活動電位波形を変化させますが，これらは一過性の変化です．OSAと不整脈の関連でより重要な点は，これらの刺激が心筋の炎症や線維化を引き起こすことです．この炎症や線維化は，心筋細胞同士の連絡（興奮伝播）を障害します．興奮伝播が障害される場所とされない場所ができると，不均一な伝導障害が生じます．この不均一な伝導障害は，心臓を不整脈が生じやすい状態へと変化させます．この状態を不整脈基質とよびます．反復する無呼吸により，不整脈基質が徐々に増えていくことがOSAにおける心臓の病態と言えます．

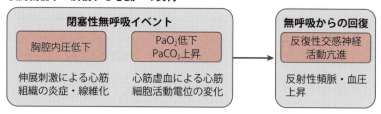

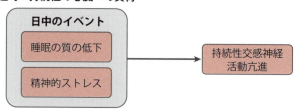

図1 OSAが心臓に与える影響
OSAの無呼吸イベントでは，低酸素と胸腔内圧低下による物理的な伸展刺激が同時に生じ，これは単純な低酸素発作よりも非常に大きな負荷となる．さらに交感神経活動の亢進が心臓へのストレスを増悪させる．

　不整脈基質がある程度増えてくると，期外収縮などの刺激により不整脈が発症します．期外収縮は，通常は1拍だけの異常として現れ，その後すぐに正常洞調律に戻りますが，不整脈基質が形成された心臓で生じた期外収縮は，不均一な伝導障害により分裂した興奮となり，正常興奮とは異なる経路で興奮が旋回して持続性の不整脈となります．期外収縮は健常者を含め誰でも生じうるものですが，OSA患者では無呼吸イベントによる一過性の活動電位変化が期外収縮を惹起することもあり，その場合は無呼吸イベントによって不整脈が引き起こされることになります．

2 OSAに合併する不整脈

① 心房細動

　心房細動（Af）は，心房が高頻度かつ不規則に興奮する疾患であり，数秒～数分の発作が生じる発作性心房細動として発症し，徐々に心房細動発作の時間が長くなって慢性持続性の心房細動へと進行します．心房細動は，遺伝的素因と後天的要因が複合して発症すると考えられています．後天的要因（リ

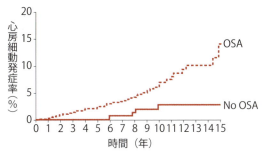

図2　OSA症例の心房細動リスク
OSA症例を長期観察すると，経年的に累積心房細動発症率が上昇し，その発症率は非OSA症例よりも有意に高い．
文献1より引用．

スクファクター）としては，加齢・高血圧・糖尿病・メタボリック症候群・甲状腺機能亢進症・心不全などが知られていますが，OSAも独立した心房細動のリスクです．OSAが特に心房細動との関連が深いのは，心房は心室に比べて壁が薄く，無呼吸イベント時の胸腔内圧低下による伸展刺激の影響が強いために，不整脈基質の形成が生じやすいことが理由の1つと考えられています．

　OSAの有無で心房細動の新規発症を比較すると，OSA群では有意に高いことが報告されています（**図2**）[1]．また，心房細動症例のなかにはOSAが多く認められること，OSA症例のなかには心房細動が多く存在することもそれぞれ報告されています．心房細動の約3分の1は自覚症状がないため，動悸の有無などだけでは診断は難しく，Holter心電図などによる不整脈のチェックが重要と言えます．また，OSAを治療すると心房細動の発症が抑制されることも報告されており，心房細動に対するカテーテルアブレーションの治療後の再発についても，OSAの治療を行うことで有意に抑制されることから，心房細動を合併したOSAでは積極的な治療が望まれます．

❷ 徐脈性不整脈

　OSAで生じる無呼吸イベント中は，副交感神経活動亢進が生じて一過性に徐脈になることがあります．多いのは洞徐脈や一過性の洞停止ですが，房室ブロックが生じることもあります．これらの徐脈性不整脈が持続することは稀で，無呼吸からの回復と同時に徐脈は消失し，反射性の交感神経活動亢進

により頻脈に変化することもよくみられます．これらの徐脈性不整脈は，OSAの治療に伴い改善することが多いため，ペースメーカー植込みまでを必要とする症例はそれほど多くありません．

③ 心臓突然死・心室性不整脈

重症OSA症例では心筋梗塞・心室性不整脈などの心血管イベントを合併し，心臓突然死の頻度が高いことが報告されています[2, 3]．1日のなかで心血管イベントが発症する時間帯を検討した検討では，非OSA症例では"午前6時〜正午"に最も多いのに対して，OSA症例では"午前0時〜午前6時"に最も多くみられるとの報告から，OSAに関連した心臓突然死には，無呼吸イベントが直接関与していることが想定されます[4]．心臓突然死は，大まかには急性心筋梗塞などの心筋虚血に起因するものと，急性虚血によらない心室性不整脈に起因するものに分けられます（もちろん急性心筋梗塞に心室性不整脈を合併することもあります）．

心筋梗塞については次項（➡第3章①-1)-⑥）で述べ，ここでは心室性不整脈について述べます．心室性不整脈による心臓突然死は陳旧性心筋梗塞などの基礎疾患をもつ症例に多く，特に心機能（左室収縮能）が低下している症例がハイリスクです．OSAが心室性不整脈を誘発するメカニズムの第一は，先述した不整脈基質の形成です．それに加えて，夜間の無呼吸イベント時には心室筋の再分極が不均一になって一過性に不整脈のリスクが増大するという報告があり，夜間の無呼吸イベントが直接不整脈を誘発して心臓突然死に関連している可能性もあります．また，心室性不整脈はカテコラミン負荷などで生じやすくなることから，無呼吸イベント後の反射性交感神経活動亢進が心室性不整脈を誘発する修飾因子となっている可能性も考えられます．

参考文献

1) Gami AS, et al : Obstructive sleep apnea, obesity, and the risk of incident atrial fibrillation. J Am Coll Cardiol, 49 : 565-571, 2007
2) Gami AS, et al : Obstructive sleep apnea and the risk of sudden cardiac death: a longitudinal study of 10,701 adults. J Am Coll Cardiol, 62 : 610-616, 2013
3) Marin JM, et al : Long-term cardiovascular outcomes in men with obstructive sleep apnoea-hypopnoea with or without treatment with continuous positive airway pressure: an observational study. Lancet, 365 : 1046-1053, 2005
4) Gami AS, et al : Day-night pattern of sudden death in obstructive sleep apnea. N Engl J Med, 352 : 1206-1214, 2005

1 いびき・無呼吸

1）単純いびき症・閉塞性睡眠時無呼吸症

⑥ 合併症（高血圧・心血管病変）

笹野哲郎

閉塞性睡眠時無呼吸症（OSA）は高血圧のリスクファクターであり，また心筋梗塞や脳梗塞などの心血管疾患のリスクでもあります．本項では，血管への影響を中心に概説します．

1 OSAが血管に与える影響

前項（→第3章①-1）-⑤）で述べたように，OSAにおいては，夜間の無呼吸イベントによる反復性の変化と，日中の持続性変化が生じ，心血管系は24時間にわたり刺激を受けることになります．血管に与える影響は，①無呼吸からの回復時に生じる一過性，反復性の交感神経活動亢進，②日中の持続的な交感神経活動亢進，があり，それに引き続いて，③レニン・アンギオテンシン・アルドステロン系の亢進，④動脈硬化の進行，⑤血管内皮機能障害，が生じます．これらはすべて血圧を上昇させるシグナルとなります（図1）．また，無呼吸イベントの際の胸腔内圧低下は心室に伸展刺激を与え，心室の線維化を進行させて，高血圧に伴う心肥大と心室拡張能低下を促進します．

2 OSAと高血圧

高血圧は，加齢に伴って生じる本態性高血圧と，何らかの原因により引き起こされる二次性高血圧に分けられます．OSAは二次性高血圧の主要な原因疾患の1つです．OSAにおける高血圧の合併率は15〜50％と高く，OSAが重症になると高血圧合併の頻度が高くなることも報告されています．

OSAに合併する高血圧の特徴は，夜間に大きな血圧変動を示すことです．健康成人では，血圧は昼間上昇し，夜間睡眠時に10〜20％ほど低下するパターンをとり，夜間の血圧変動は比較的小さい傾向があります．それに対してOSA症例では，無呼吸イベントからの回復期に反射性交感神経活動亢進が生じ，頻

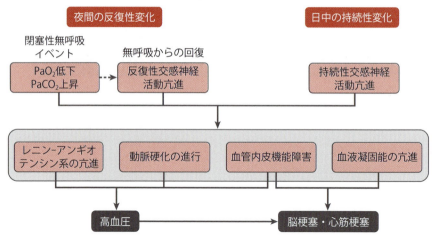

図1　OSAが心血管系に与える影響
OSAは動脈硬化を強力に促進すると同時に血液凝固能も亢進させる．これらはすべて脳梗塞や心筋梗塞のリスクとなる．

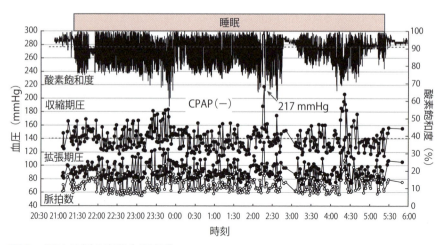

図2　OSA症例の夜間血圧変動
OSAがあり，持続陽圧呼吸（CPAP）治療をしていない症例では，夜間に 200 mmHg を超えるような大きな血圧変動がみられる．CPAP治療によりこの血圧変動は改善する．
文献1より引用．

脈および血圧上昇がみられます．図2はOSA症例における夜間の酸素飽和度と血圧の変化を経時的に観察した研究ですが，酸素飽和度の変動に連動して血圧も大きく変動し，酸素飽和度が著明に低下した直後に血圧の急上昇がみられています[1]．この血圧上昇をミッドナイトサージとよびます．OSA症例で

は，本来は休息であるはずの夜間就寝中に，無呼吸のたびに急激な血圧変動をくり返していることになり，心血管系への負荷は大きなものと言えます．

OSAに合併する高血圧は一般的に治療抵抗性であり，降圧薬も多剤併用を必要とする症例が多いのが特徴です．一方，薬物治療に抵抗性の高血圧を合併するOSAに対して，持続陽圧呼吸（CPAP）治療を行うと血圧コントロールに有効であるという報告もなされています．

OSAと心血管イベント

前項（➡第3章①-1)-⑤）で述べたように，重症OSA症例では心血管イベントの頻度が高いと報告されています．心血管イベントのなかでも，OSAは心筋梗塞・脳梗塞それぞれに対するリスクファクターであることが報告されています．OSAが心筋梗塞や脳梗塞を合併する理由の1つは高血圧を合併することですが，それだけではありません．OSAでは，夜間の大きな血圧変動によるシェアストレスが原因となって血管内皮機能障害が進行し，本態性高血圧よりも血管障害が重症であることも重要な要因です．

さらに，OSAは血液凝固能を亢進させます．OSAは夜間の低酸素血症を呈しますが，慢性反復性の低酸素刺激は，その代償機構としてヘマトクリット値を上昇させます．これは高地における体の順応と同様のしくみと考えられますが，血液粘稠度の上昇を伴い，血栓形成傾向に寄与します．他にもOSAと血液凝固能亢進の関係を検討した報告は数多く，第XII因子や第VII因子の発現量増加，フィブリノゲン増加，PAI-1の発現増加による線溶系の抑制，などが血液凝固能亢進の機序として示されています[2]．

CPAP治療は心血管イベントの発生を抑制すると報告され，その機序として，CPAPによる血管内皮機能障害の改善および血液凝固能亢進の軽減がそれぞれ報告されています．OSAがあり，心筋梗塞・脳梗塞に対する他のリスクファクターを多くもっている症例では，心血管イベントの予防のためにCPAPを積極的に導入することが望ましいと考えられます．

参考文献

1) Kario K：Obstructive sleep apnea syndrome and hypertension: ambulatory blood pressure. Hypertens Res, 32：428-432, 2009
2) Liak C & Fitzpatrick M：Coagulability in obstructive sleep apnea. Can Respir J, 18：338-348, 2011

1 いびき・無呼吸

1）単純いびき症・閉塞性睡眠時無呼吸症

⑦ 合併症（メタボリックシンドローム）

藤江俊秀

　近年わが国においても生活習慣の変化により肥満者は増加傾向であり，またそれに伴って内臓脂肪型肥満によるメタボリックシンドローム（MetS）も増加しています．2015年の国民健康・栄養調査によると，BMI 25以上の肥満者の割合は，1980年には男性17.8％，女性20.7％だったものが，2015年には男性29.5％，女性19.2％となっており，男性で肥満者の割合が高くなってきています[1]．同じ調査で腹囲がMetSの基準を満たしている40〜74歳の割合は男性56.8％と半数強，女性は19.8％でした．閉塞性睡眠時無呼吸症（OSA）とMetSはともに内臓脂肪型肥満が関連すると言われており，密接な関係にあると言えます．

　わが国の報告では，中等症以上のOSA患者58名中23名（39.7％）がMetSを合併しており，またMetS患者68名中25名（36.8％）が中等症以上のOSAを合併しています[2]．

1 メタボリックシンドロームの診断基準

　わが国において，MetSは内臓脂肪の蓄積の役割が重視され，内臓脂肪蓄積を反映するウエスト径を必須項目とし，脂質異常，高血圧，耐糖能障害のうち2項目以上満たすものと定義されています（**表**）[3]．海外のコホート研究のメタアナリシスにおいても，心血管疾患のリスクが2.4倍以上に上昇することが報告されており，このようなハイリスク患者が腹囲により簡単にスクリーニングできる点が優れています．

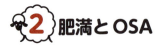
2 肥満とOSA

　MetSの基本病態である肥満（内臓肥満）はOSAの重要なリスク因子です．肥満では，上気道周囲（舌や上気道軟部組織）に脂肪が蓄積しているため，

表　メタボリックシンドロームの診断基準（2005）

内臓脂肪（腹腔内脂肪）蓄積	
ウエスト周囲径（腹囲） （内臓脂肪面積　男女とも≧ 100 cm² に相当）	男性≧ 85 cm 女性≧ 90 cm
前述に加え以下のうちの 2 項目以上	
高トリグリセライド（TG）血症 　かつ/または 低 HDL コレステロール（HDL-C）血症	≧ 150 mg/dL <40 mg/dL（男女とも）
収縮期血圧 　かつ/または 拡張期血圧	≧ 130 mmHg ≧ 85 mmHg
空腹時血糖	≧ 110 mg/dL

＊ウエスト径は立位，軽呼気時，臍レベルで測定．臍が下方に偏位している場合は肋骨下縁と前上腸骨棘の中点の高さで測定．
＊高 TG 血症，低 HDL-C 血症，高血圧，糖尿病に対する薬物治療を受けている場合は，それぞれの項目に含める．
文献 3 より引用．

相対的に上気道閉塞が起きやすいことや，機能的残気量（FRC）の低下により上気道の長軸方向への牽引力の低下が起きやすいことから，OSA になりやすいと考えられます．日本を含め東洋人は欧米人と比較して肥満者は少ないですが，OSA の有病率は変わらないことを考えると，日本人は OSA 発症に関して肥満に対する感受性が高いと考えられます．

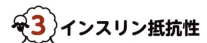

インスリン抵抗性

　MetS にみられる内臓脂肪が，インスリン抵抗性にかかわっていると考えられています．年齢と BMI をマッチさせた耐糖能障害のある群とない群を比較し，臍周囲レベルの CT 画像で皮下脂肪面積と内臓脂肪面積を測定したところ，耐糖能障害がある群では有意に多かったと報告されています[4]．また，生体電気エレクトロニクス法で測定した脂肪体重が，インスリン抵抗性に有意に相関しているという報告もあります[5]．

　機序としては，内臓脂肪組織由来の炎症性サイトカインなどが，遊離脂肪酸の放出を促進するとともに，遊離脂肪酸が膵島の炎症を誘導して β 細胞機能障害を惹起することが考えられています．一方，健常人で睡眠制限，断眠，低酸素曝露を行った短期間のデータでは糖代謝異常をきたすことが報告されており，睡眠障害のみでもインスリン抵抗性にかかわっていることが示唆さ

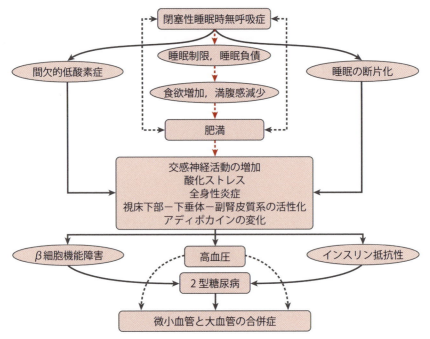

図　閉塞性睡眠時無呼吸症と糖尿病の関係
文献6より引用.

れます．OSAとインスリン抵抗性に関する機序を図に示します[6]．MetSとOSAは機序としても重複している部分も多く，MetS＋OSAは心血管疾患のリスクをますます高めると考えられ，各疾患の治療を厳格にした包括的な治療により予後を悪化させないような努力が必要です．

参考文献

1) 厚生労働省：平成27年国民健康・栄養調査報告，2017
   http://www.mhlw.go.jp/bunya/kenkou/eiyou/h27-houkoku.html
2) Chin K, et al：Associations between obstructive sleep apnea, metabolic syndrome, and sleep duration, as measured with an actigraph, in an urban male working population in Japan. Sleep, 33：89-95, 2010
3) メタボリックシンドローム診断基準検討委員会：メタボリックシンドロームの定義と診断基準．日本内科学会雑誌，94：794-809, 2005
4) Nagaretani H, et al：Visceral fat is a major contributor for multiple risk factor clustering in Japanese men with impaired glucose tolerance. Diabetes Care, 24：2127-2133, 2001
5) Sasaki R, et al：Association of Waist Circumference and Body Fat Weight with

Insulin Resistance in Male Subjects with Normal Body Mass Index and Normal Glucose Tolerance. Intern Med, 55：1425–1432, 2016

6）Sirimon R, et al：Obstructive Sleep apnea and diabetes. Chest, 152：1070–1086, 2017

1 いびき・無呼吸

2）中枢性睡眠時無呼吸症

三條伸夫

1 概念

　睡眠時無呼吸のうち，上気道の閉塞が原因である閉塞性に対して，脳幹の呼吸中枢の機能異常により呼吸筋への神経伝達が行われなくなり，無呼吸となる状態を中枢性睡眠時無呼吸症（CSA）とよび，レム睡眠時に多くみられます．閉塞性（図1Ⓐ）と異なり，無呼吸状態のときには胸郭や腹筋などの呼吸筋の活動が停止します（図1Ⓑ）．一般に，純粋なCSAよりも，閉塞性睡眠時無呼吸症（OSA）に合併する混合性（図1Ⓒ）の方が多くみられます．

2 原因，増悪因子

　原因となる基礎疾患や増悪させる因子として以下のような疾患が含まれます．

- ・脳卒中
- ・慢性心不全
- ・尿毒症
- ・脳炎
- ・頸椎症
- ・多系統萎縮症やパーキンソン病などの神経変性疾患
- ・脊椎手術後
- ・薬剤性（コデイン，モルヒネ，オキシコドン，ベンゾジアゼピンなどの睡眠薬）
- ・高地
- ・特発性

3 疫学

　重症度分類である1時間あたりの無呼吸低呼吸回数（AHI）で分類すると，AHIが10〜15以上の症例では，OSAの割合が約7〜10％ですが，CSAは1％以下と稀であることが報告されています[1]．一方，報告や分類により差はありますが，収縮不全を伴う慢性心不全における合併頻度からみると，OSAは11〜56％であるのに対し，CSAの割合は15〜40％となり，中枢性の占める割合が増加します．これは低酸素血症や交感神経系の緊張状態により，呼吸中枢の二酸化炭素に対する感受性が亢進して呼吸抑制が働いたうえに，血液の循環時間が延長することで，血液中の二酸化炭素の濃度変化をセンサー

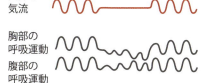
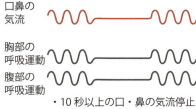
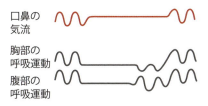
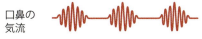
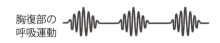

図1 睡眠時無呼吸の各タイプ（模式図）
Ⓐ閉塞性：換気が停止しているときも，呼吸筋の呼吸運動が持続する．Ⓑ中枢性：換気が停止しているときには，呼吸筋の運動も停止する．Ⓒ混合性：換気が停止しているときにⒶのパターンとⒷのパターンのどちらか，あるいは両者が出現する．ⒹCheyne-Stokes 呼吸：換気が漸減して，呼吸筋の運動とともに一定時間消失した後，呼吸運動が漸増することを一定間隔でくり返す．

が感知するタイミングが遅れるためであり，このために心不全患者では無呼吸の合併，特にCSAを高率に合併します．さらに，心不全症例に合併した場合の無呼吸の特徴として，一晩のうちで閉塞性と中枢性の無呼吸低呼吸が混在して認められる混合性無呼吸の症例が多く，心不全の重症度なども，閉塞性無呼吸と中枢性無呼吸変動の因子となり，交代性とでも表現すべき状態を呈する場合もあります[2]．

4 病態

正常であれば，血液中の二酸化炭素の濃度変化は，延髄腹外側野の二酸化炭素センサー（[H^+]センサー）で感知され，頸動脈小体や大動脈小体などの末梢化学受容体センサーが感知する酸素濃度変化とともに，すみやかに吻側延髄腹外側野に伝えられ，随意的，あるいは不随意的に敏感に呼吸リズムの調整を行います（図2）．この延髄腹外側野の二酸化炭素センサーはきわめて

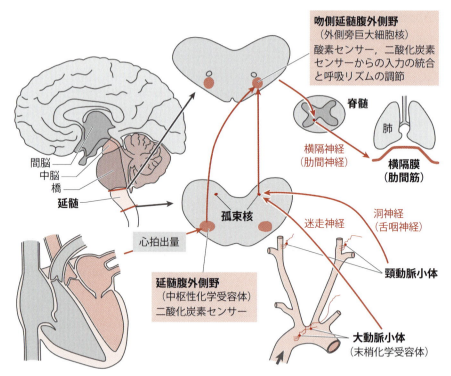

図2 中枢における呼吸調整のメカニズム
延髄腹外側最表層部にある二酸化炭素センサーと頸動脈や大動脈にある酸素センサーで，心臓から送り出された血液の二酸化炭素と酸素の濃度をそれぞれ感知し，吻側延髄腹外側野に情報が送られ，その情報をもとに，脊髄を介して横隔神経や肋間神経へ刺激が伝えられ，横隔膜や肋間筋などの呼吸筋の運動を調整する．

感度・特異度が高く，酸素濃度が十分に高い場合でも，二酸化炭素の濃度が域値を超えると，すぐに反応して，もっと強く速く呼吸して二酸化炭素を排出するように，呼吸筋である横隔膜や外肋間筋に信号が送られます．

脳卒中や脳炎などの疾患によるCSAでは，二酸化炭素の濃度変化に対する延髄腹外側野の二酸化炭素センサーの感受性が鈍くなっており，血液中の二酸化炭素濃度の上昇に対する前述の反応が遅くなります．そのため，血液中の二酸化炭素が過剰に高濃度になってから反応するため，体に過剰な反応が起き，過呼吸を引き起こします．同様に，過呼吸による血液中の二酸化炭素濃度の低下に対する脳幹の反応が遅いため，呼吸抑制の時間が長くなります．CSAの一種で通常は新生児にみられる「オンディーヌの呪い」とよばれる病気では，完全に目が覚めているとき以外は，呼吸が十分にできないか，全く

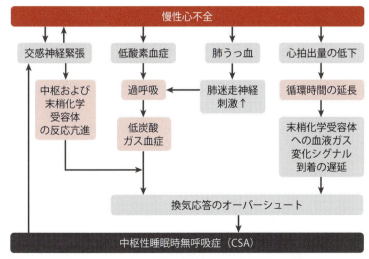

図3 慢性心不全における中枢性睡眠時無呼吸症の発現機序
心拍出量の低下により血中二酸化炭素濃度の変化がセンサーへ伝わる時間が遅れ，肺うっ血や低酸素濃度により過呼吸となるため，血中二酸化炭素濃度が低下し，交感神経の緊張状態によりセンサーの反応が過敏になることなどの因子が重なって換気が過剰となり，相対的な二酸化炭素の低下が起こり，呼吸中枢が過度に抑制され無呼吸となる。
文献6より転載．

できないことがあります．

　心不全，特にうっ血性心不全の場合には，二酸化炭素が高濃度となった体循環血が肺に停滞しやすいため，延髄に到達するまでの時間が長くなることや，下肢から心臓に戻る静脈還流量が増大して肺への体液貯留が増加し，肺における迷走神経刺激受容体を刺激すること，さらには，延髄呼吸中枢の二酸化炭素感受性が亢進していることなどが関係していると考えられています（図3）．高濃度の二酸化炭素により換気の急性増加や覚醒が起こり，二酸化炭素が呼吸を刺激する閾値レベル以下に低下すると，再びCSAをきたすというCheyne-Stokes呼吸となります[3]．CSAの場合は，OSAと異なり胸腔内圧低下を生じないため，血行動態的な増悪を生じることはなく，心不全に与える影響に関しては明らかになっていません．しかし，CSA患者においては，無呼吸中にその周期に一致した筋交感神経活性，心拍変動，体血圧，心拍数，脳血流の周期的変動などの現象が出現することが報告されています．

　なお，OSAとは異なり，CSAは肥満と関係ありません．

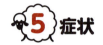

5 症状

　CSAでは，耳障りとなるような大きいいびきはみられません．睡眠時の呼吸の速さは不規則なことが多く，短時間の呼吸の中断や，非常に浅い呼吸を呈する場合があります．さらに，酸素不足により呼吸苦を自覚することもあり，一晩に短時間の覚醒をくり返す患者もいます．無呼吸の自覚がなく，不眠症を訴える患者も稀ではありません．睡眠時無呼吸に関連して，睡眠の量や質が不足することにより，日中に強い眠気，易怒性の出現，仕事への集中力の低下，起床時の頭痛などを自覚することがあります．

　また，血液中の酸素濃度が著しく低下するため，不整脈が現れ，血圧が上昇することがあります．その結果，重症で長く続く睡眠時無呼吸はどのタイプでも，心不全や肺血管収縮のリスクが高まり，心臓は十分な血液を全身に送り出せず，肺からの酸素の供給も全身からの二酸化炭素を排出する機能も低下する可能性があります．

　パーキンソン病や多系統萎縮症などの神経変性疾患や脊髄空洞症に伴うCSAでは，神経症状として，嚥下障害，構音障害，発声障害などの症状を伴っている場合が多く，これらの症状は神経疾患の運動症状の重症度と必ずしも一致していない場合があります．また，多系統萎縮症では，声帯外転麻痺による声門狭窄（Gerhardt症候群）による無呼吸に対してはOSAと同様に持続陽圧呼吸（CPAP）療法が有効ですが，floppy epiglottisによる無呼吸の場合にはCPAPでは窒息してしまうため注意が必要です[4]．それらの神経変性疾患で合併することが多い，レム睡眠時行動異常（RBD）と無呼吸とは関係がありませんが，OSAの患者がRBDを合併すると無呼吸が改善する場合があることが報告されています[5]．

　Cheyne-Stokes呼吸（周期性呼吸）は，CSAの一種であり，呼吸が徐々に速くなった後，しだいに遅くなり，短時間止まってから再び呼吸が始まります（図1 D）．このような呼吸のサイクルがくり返され，各サイクルは，30秒から2分間持続します．原因として，加齢，脳血管障害，心不全，低酸素脳症などがあります．Cheyne-Stokes呼吸やCSAを合併した心不全患者の死亡率は非合併患者と比較して高いことが知られています．

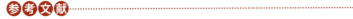
参考文献

1) Young T, et al：The occurrence of sleep-disordered breathing among middle-aged adults. N Engl J Med, 328：1230-1235, 1993
2) Vazir A, et al：Variation in severity and type of sleep-disordered breathing throughout 4 nights in patients with heart failure. Respir Med, 102：831-839, 2008
3) Yumino D & Bradley TD：Central sleep apnea and Cheyne-Stokes respiration. Proc Am Thorac Soc, 5：226-236, 2008
4) Shimohata T, et al：Mechanisms and prevention of sudden death in multiple system atrophy. Parkinsonism Relat Disord, 30：1-6, 2016
5) Huang J, et al：Amelioration of obstructive sleep apnea in REM sleep behavior disorder: implications for the neuromuscular control of OSA. Sleep, 34：909-915, 2011
6) 百村伸一：「SASと心不全」〔日本心臓財団：第9回日本心臓財団メディアワークショップ「睡眠時無呼吸症候群（SAS）」より〕
http://www.jhf.or.jp/mediaWS/9sas/sas_2.html

2 眠気

1) 日中の眠気をきたす睡眠障害

上里彰仁

本項では，ICSD-3[1] にあげられている睡眠障害（表）のうち，日中の眠気を主症状とする中枢性疾患，また主症状ではありませんが，日中の眠気を引き起こす概日リズム睡眠覚醒障害や睡眠時の運動・行動異常について説明します．

表　ICSD-3による睡眠障害の分類

不眠症	
睡眠関連呼吸障害	
中枢性過眠症	ナルコレプシー（Type Ⅰ） ナルコレプシー（Type Ⅱ） 特発性過眠症 クライネ・レビン症候群 身体疾患による過眠症 薬剤・物質による過眠症 精神疾患に関連する過眠症 睡眠不足症候群
概日リズム睡眠覚醒障害	睡眠覚醒相後退障害 睡眠覚醒相前進障害 不規則型睡眠覚醒リズム障害 非24時間型睡眠覚醒リズム障害 シフトワーク障害 時差障害
睡眠時随伴症	ノンレム関連睡眠時随伴症 　睡眠時遊行症 レム関連睡眠時随伴症 　レム睡眠行動障害
睡眠関連運動障害	むずむず脚症候群 周期性四肢運動障害

細分類に記載した疾患は本項に登場するもの（登場しないものは記載されていない）．

1 睡眠不足症候群

1 概要

　　睡眠不足症候群は，必要とされる睡眠が不足していることにより眠気を引き起こしているものです．当たり前のことかもしれませんが，睡眠不足が原因の眠気は最も多くの人が経験するものであり，他の睡眠障害による眠気を診断する前にまずこれを除外する必要があるため，ICSD-3には診断基準があります．要点を述べれば，日中の耐え難い眠気や眠りへの落ち込みがあること，睡眠時間がその人の年齢に見合った時間より短いこと，それが3カ月以上であること，週末や休日などに起こされる必要がないときはより長く寝ていること，そしてもし十分に眠れば眠気はなくなること，ということです．

2 病因・病態・疫学

　　人は一生の間で睡眠時間がU字型を描くとされ，これに見合った睡眠時間がとれなければ，どの年齢や性別の人にも睡眠不足症候群は起こりえます．つまり中年期は最も睡眠時間が短く，若年期と老年期はそれに比べると長いのですが，特に若年者では，学業や生活習慣（遊び）などにより慢性的な睡眠不足になりがちです．一方，そもそも人よりも多くの睡眠時間を必要とするいわゆるロング・スリーパーが存在し，これらの人にとっては他と同じような睡眠時間では睡眠不足に陥るわけですが，その場合でも十分長い睡眠時間を確保すれば解決します．

　　睡眠不足症候群による症状は，眠気の他に倦怠感，イライラ，集中力低下，抑うつなどが含まれますが，これが事故や怪我につながる危険性があります．終夜睡眠ポリグラフ（PSG）検査では入眠時間の短縮がみられますが，次に述べるナルコレプシーで検査される睡眠開始時レム期（SOREMP）がみられることもあります．

2 ナルコレプシー

1 概要

　　ナルコレプシーは，眠ってはいけない場面で急に眠り込んでしまうもので

す. 過眠症の代表格として, 睡眠研究の長い歴史のなかで徐々にその概念が
整ってきました. 一般的には次の4主徴をもって捉えられます.

詳細➡第5章②-1）

1）睡眠発作

退屈な会議中に耐え難い眠気が訪れることは誰にでもありますが, ナルコ
レプシーの場合は発言中や会話中, 歩行中など, 眠ってはいけない場面で発
作のように突然眠気に襲われます. 短い睡眠の後は比較的リフレッシュして
覚醒しますが, しばらくしてまた眠気が訪れます.

2）脱力発作

情動脱力発作（カタプレキシー）とよばれ, 通常は2分以内の, 両側性の
発作性の脱力です. その間意識は保たれています. この脱力発作は多くは笑
いなどの強い感情変化がトリガーになります. 非常にインパクトのある症状
ですが, 後述するようにこの症状が必ずみられるとは限りません.

3）睡眠麻痺

いわゆる金縛りと言われるもので, 寝入りばなや目覚めた直後に生じます.
覚醒していても, 何か重いものがのしかかってきたように感じて体を動かせ
ません.

4）入眠時幻覚

寝入りばなや目覚めどきに明瞭な幻視, 錯視（多くは人影, 動物など）, 浮
遊感, 幻聴を体験します. 睡眠麻痺と同時に生じることが多いですが, これ
らは健常者が不規則な生活で質の悪い睡眠をとっている場合にも経験される
ことが知られています.

②病因・病態・疫学

ナルコレプシーは, 視床下部に存在するオレキシン（ヒポクレチン-1）神
経の後天的破壊により生じるという仮説が有力です. オレキシン神経系の破
壊はおそらく大部分は自己免疫機序によると推測されていますが, 一部は視
床下部の腫瘍や他の病変, 頭部外傷によるものの可能性も考えられています.
オレキシン神経系は覚醒を維持する機能を果たしているだけでなく, 摂食行
動の制御やエネルギー代謝調節にも重要な役割を担っており, この障害が過

眠症状や情動脱力発作，レム睡眠関連症状（睡眠麻痺・入眠時幻覚），SOREMP，睡眠の分断化の要因となっていると考えられています．ナルコレプシー患者の髄液検査ではオレキシン濃度が低下しており，ICSD-3におけるナルコレプシーの診断基準（Type 1）の1つにあげられています．

日本人におけるナルコレプシーの有病率は0.16％であり，欧米人の有病率（0.02〜0.18％）よりやや高いとされています．男女ともに発症し，わずかに男性の方が多いと報告されています[2]．ナルコレプシーの好発年齢は10〜25歳で，ピークは15歳ごろですが，35歳ごろに第2のピークがあるとする報告もあります．

ナルコレプシーはヒト白血球組織適合抗原（HLA）と関連があり，本疾患の自己免疫機序が示唆される根拠となっています．白人やアジア人では情動脱力発作を伴うナルコレプシーとHLA-DRB1*1501とHLA-DQB1*0602が強く関連し，特に日本人では，ナルコレプシー患者のHLA-DQB1*0602陽性率は90％です．ただし日本人一般人口の12％もHLA-DQB1*0602陽性であるため，本HLAが必要十分条件というわけではありません．

特発性過眠症

概要

特発性過眠症は，日中の過度の眠気を主体としますが，ナルコレプシーのようなカタプレキシーがなく，SOREMPも1回以下で，他の睡眠障害では説明がつかないものです．睡眠時間が長く，睡眠効率も高いという特徴があります．特徴的なのは睡眠慣性（sleep inertia）もしくは睡眠酩酊（sleep drunkenness）とよばれるもので，これは睡眠から覚醒への移行が困難で，覚醒してもすぐにまた睡眠に戻ります．また無理に覚醒させてもぼんやりしていたり不機嫌だったりします．普通の目覚まし時計は効果がありません．居眠りは長く1時間以上あり，覚醒してもリフレッシュした感覚がないこともナルコレプシーと違う特徴です．自律神経症状，例えば頭痛，立ち眩み，体温調節異常，末梢の冷えなどがみられることがあります．睡眠麻痺や入眠時幻覚もみられることがあります．

詳細➡第5章 2-1）

② 病因・病態・疫学

　有病率はよくわかっていませんが，やや女性に多いという報告があります．発症年齢は16〜22歳ぐらいで，いったん発症すると一定した症状レベルで長期間継続すると言われていますが，14％程度は自然軽快するという報告もあります．患者はこの疾患により職業的，学業的な不利を被ります．特発性過眠症は閉塞性睡眠時無呼吸症（OSA）の症状と似ているため鑑別を要します．

　特発性過眠症の病因は不明で，HLAとの関連は指摘されていません．髄液中オレキシン濃度も正常です．

4 クライネ・レビン症候群

① 概要

　クライネ・レビン症候群は反復性過眠症・周期性傾眠症ともよばれ，稀な症候群です．周期的に反復する重度の眠気を特徴とします．眠気のエピソードは数日から数十日（平均10日程度）で，1〜12カ月（平均3カ月程度）で反復し，これが何年も継続します．エピソード中は1日に16〜20時間睡眠し，食事と排泄のときだけ起き出します．不思議と失禁はありません．睡眠を妨げられると不機嫌になり，覚醒している間もぼんやりとして疲弊した様子で見当識は悪く，健忘があります．特徴的なのは，約3人に2人に過食がみられ，また約半分に脱抑制に伴う性的行動亢進がみられます．また児戯的，抑うつ的になることがあり，幻覚や妄想などの精神症状を呈することがあります．一方で眠気エピソードの間欠期には，患者は睡眠も認知機能も正常で，精神症状も呈しません．平均14年で自然軽快し，通常は良好な経過をとると考えられています．

　　　　　　　　　　　　　　　　　　　　詳細➡第5章 ② -1)

② 病因・病態・疫学

　クライネ・レビン症候群の有病率は100万人に1〜2人と考えられています．8割近くの患者が10代で発症し，男女比は2：1です．出生時や発達期の問題，ユダヤ人であること，HLA-DQB1*02がリスクファクターであるとされ，また上気道感染，アルコール摂取，頭部外傷，旅行，麻酔薬などがト

リガーとなるという報告[1]があります．

　数少ない死後脳研究では視床，視床下部，側頭葉，中脳や間脳にリンパ球浸潤を認め，何らかの脳炎が示唆されています．また機能的MRIでは視床，視床下部，側頭葉，前頭葉における低代謝を認め，総じてクライネ・レビン症候群では多発性限局性の脳症がその病因に寄与していると推察されています．

薬剤や薬物使用による眠気

　ベンゾジアゼピン系・非ベンゾジアゼピン系薬剤，オピオイド，バルビツール，抗精神病薬，抗うつ薬，抗コリン薬，抗ヒスタミン薬，抗パーキンソン病薬などが眠気を引き起こします．またNSAIDs，抗菌薬，抗不整脈薬，β遮断薬が眠気の原因となることがあります．アルコールや違法薬物使用によるものも見逃せません．

　反対に，アンフェタミンやメチルフェニデートなどの精神刺激薬，コーヒーなどのカフェイン摂取の急激な中断は眠気を引き起こします．

身体・神経・精神疾患に関連する過眠症

　眠気を引き起こす身体疾患として，肝性脳症，慢性腎不全などによる代謝性脳症，甲状腺機能低下症などの内分泌疾患，感染性脳炎があります．また脳腫瘍，脳梗塞，サルコイドーシスでは，視床下部や中脳吻側の病変と関連すると考えられています．その他，頭部外傷後に過眠症をきたすことがあります．また，OSAに対し適切なCPAP（持続陽圧呼吸）治療を行った後に残遺する過眠症もここに分類されます．

　神経疾患としてはパーキンソン病に眠気が続発することが知られています．本疾患における眠気は，関連した睡眠異常（睡眠分断化・夜間の運動症状・周期性四肢運動，など）によるものや抗パーキンソン病薬によるものの可能性がありますが，上行網様体賦活系に関連する経路の障害による中枢性のものであると考えられています．

　うつ病（特に非定型うつ病や冬季うつ病）や双極性感情障害などの精神疾患で過度の眠気を生じます．また，転換性障害や身体症状症として眠気の症状を呈することがあります．

7 概日リズム睡眠覚醒障害

① 概要

　　概日リズムは，地球の24時間の明暗サイクルに同期した，生物に備わる内的なリズムです．ヒトのそれは遺伝子レベルで規定されており，通常24時間よりやや長い周期です．外的な24時間の周期にぴったり合わせるために，内的リズムは毎日リセットされています．もしある個人の内的リズムが外的リズムに同期しない場合，その人の睡眠－覚醒サイクルと社会のサイクルの間にズレが生じてしまいます．すなわち日中の眠気という観点で言えば，外的環境が覚醒して活動しているべき時間帯に，その人の内的リズムが睡眠状態であれば，強い眠気を呈することになります．また逆に睡眠すべき時間帯に入眠困難・維持困難を呈することになります．

　　ICSD-3は概日リズム睡眠覚醒障害を，概日時間維持システム・同調機序の変化や，内的概日リズムと外部環境のズレにより生じる障害と定義しています．同期障害のパターンにより，次のようなサブタイプに分類されます．

詳細➡第5章②-2）

1）睡眠覚醒相後退障害

　　睡眠相が，希望するもしくは求められるタイミングから遅れているものです．多くは2時間以上のズレがあります．したがって他人と同じような時間に就寝しようとすると入眠困難を，また学校や仕事などの朝の開始時間に合わせた時間に起きようとする場合は覚醒困難を呈することとなります．もし内的リズムに従って入眠するならば，睡眠は基本的には正常な質と長さになります．

2）睡眠覚醒相前進障害

　　こちらは睡眠相後退障害とは逆に，睡眠相が早まっているものです．夜は早く眠くなるので覚醒し続けるのが困難であり，朝は起きようとする時間よりも早く目覚めてしまうので睡眠を継続することができません．こちらも内的リズムに従った睡眠であれば，正常な睡眠の質や長さとなります．

3）不規則型睡眠覚醒リズム障害

　　24時間を通して睡眠と覚醒のエピソードが不規則に現れるものです．概日

リズムが破綻していると言えます．最も長い睡眠エピソードでも4時間以内であることが多いですが，合計した睡眠時間は正常であるかもしれません．夜間に覚醒エピソードが現れれば不眠，日中に睡眠エピソードが現れれば眠気という症状になります．

4）非24時間型睡眠覚醒リズム障害

free-running disorderとも言われるように，通常24時間よりやや長い周期である内的リズムがリセットされずに，睡眠覚醒リズムが毎日どんどんとズレていくものです．リズムが後方に遅れていくことが多いため，はじめは入眠障害が主症状ですが，さらに進むと昼夜逆転となり，理論的には最終的にもとに戻ることとなります．

5）シフトワーク障害，時差障害

名前の通り，シフトワークに就くことや，飛行機旅行などで生じる時差，すなわち外的要因による睡眠障害ですが，現代的な生活を送る多くの人に関連するためICSD-3に障害として記載されています．

② 病因・病態・疫学

それぞれの病型の有病率は正確に知られていませんが，患者層には傾向がみられます．すなわち睡眠覚醒相後退障害には若年者が多くみられ，睡眠覚醒相前進障害には中高年が多くみられます．不規則型睡眠覚醒リズム障害は，アルツハイマー病，パーキンソン病，ハンチントン病などの変性疾患や，発達障害のある小児にみられます．非24時間型睡眠覚醒リズム障害は全盲の患者の半数以上にみられると考えられています．

概日リズム睡眠覚醒障害の機序は正確にわかっていませんが，それぞれ次のような複合要因が考えられています．

睡眠覚醒相後退障害に多い若年者はそもそも夜更かしして朝寝坊する傾向があります．夜間に明るい光にさらされることと，早朝に光にさらされないことは，ともに概日リズムを遅らせる要因となります．光によるこのフェーズ・シフトには個人差があるのかもしれません．例えば時計遺伝子 *hPer3* の遺伝子多型と本病型の関連が報告されています．

睡眠覚醒相前進障害は主に中高年にみられますが，歳を重ねることにより，光によるフェーズ・シフト効果の変化や，内的リズムの短期化が起こっている可能性があります．家族性の睡眠覚醒相前進障害の研究では，時計遺伝子

*hPer2*のミスセンス変異により，転写が促進し結果として時計サイクルが早まることが報告[1]されています．

不規則型睡眠覚醒リズム障害の病因は多因子であると考えられます．変性疾患の他に，頭部外傷，脳腫瘍にもみられます．一方，発達障害のある小児は，夜寝ないでいつまでも起きていたり，朝起きてこなかったり，日中に不適切な時間に転寝したりと，不規則な睡眠パターンをとり親を困らせることがありますが，メラトニン分泌のパターンが健常児と異なることが報告[1]されています．

非24時間型睡眠覚醒リズム障害は多くの全盲患者にみられるように，通常24時間よりやや長い周期の内的リズムが，光の24時間周期に毎日リセットされないことによるものと考えられます．すなわち光の入力が不十分か，光に対する反応性が不十分の場合に生じます．

8 睡眠時の運動・行動異常

睡眠時に身体の運動や行動異常があれば良質な睡眠が得られず，結果として日中の眠気を生じます．このような疾患に，むずむず脚症候群，周期性四肢運動障害（PLMD），レム睡眠行動障害，睡眠時遊行症などがあげられます．

むずむず脚症候群（レストレス・レッグス症候群）とPLMDは密接に関連しています．むずむず脚症候群では，特に夜寝る前に座ったり横になったりしてじっとしているとき，足がむずむずする，ピリピリする，ピクつくなどの不快な感覚があり，これは歩いたり足を伸ばしたりすることにより改善するため，そうし続けてしまい入眠できません．またむずむず脚症候群では高率に周期性四肢運動が生じます．これは睡眠中に周期的に反復する四肢のミオクローヌス様の運動で，睡眠の妨げとなります．

レム睡眠行動障害は，レム睡眠中に異常行動を起こすものです．正常なレム睡眠では抗重力筋は弛緩しており，また夢を見ているとされます．ところが本疾患では筋肉は弛緩せず，患者は何かと戦う，追われるなどの不快な夢を見つつ，それに反応して声を出したり手足を動かしたり立ち上がったりしてしまいます．これにより患者は怪我をすることもあり，覚醒したときには夢の内容を覚えていることが多くあります．

睡眠時遊行症はいわゆる夢遊病で，ノンレム睡眠時に生じるものです．無意識に起き出して行動しますが，覚醒レベルは低く，本人もそのエピソード

を覚えていません.

参考文献

1）「International Classification of Sleep Disorders, 3rd ed（ICSD-3）」（American Academy of Sleep Medicine）, 2014
2）「ナルコレプシーの診断・治療ガイドライン」（日本睡眠学会）
　　http://www.jssr.jp/data/pdf/narcolepsy.pdf

② 眠気

2) 睡眠関連呼吸障害

玉岡明洋

米国睡眠医学会（AASM）による睡眠障害の国際的な分類ICSD–3[1] によると，睡眠時無呼吸症をはじめとした睡眠中の呼吸の異常は，睡眠関連呼吸障害群（SRBD）に分類されています．SRBDはさらに下の**表**のような疾患カテゴリーに分類されています．

表　睡眠関連呼吸障害群（SRBD）の分類

1. 閉塞性睡眠時無呼吸症（OSA）
2. 中枢性睡眠時無呼吸症候群（CSAS）
3. 睡眠関連低換気障害
4. 睡眠関連低酸素血症
5. 孤発性症状群および正常亜型群

OSAをはじめとしたSRBDの有病率は，米国の睡眠障害の大規模コホート研究であるWisconsin Sleep Cohort Studyの1993年の調査では，AHI 5以上のみを基準とすると男性の24％，女性の9％がSRBDと診断されました．一方，日中の眠気ありを診断基準に加えると，男性の4％，女性の2％がSRBDと診断されました[2]．

SRBDでは，多くの場合，日中の強い眠気を生じます．2003年2月26日には山陽新幹線の運転士の居眠り運転があり大きくニュースに取り上げられました．この運転士がOSAであったことから社会的にこの疾患が広く認識されるきっかけとなり，睡眠医療に携わる人たちの間では平成の2・26事件ともよばれているそうです．またOSAでは自動車事故のリスクが7倍にもなると言われています．米国での調査ではOSAによる経済的損失は年間160億ドル近くになるとも言われており[3]，この疾患の眠気がもたらす社会的影響はきわめて大きなものと言えるでしょう．

182　　いびき!? 眠気!? 睡眠時無呼吸症を疑ったら

閉塞性睡眠時無呼吸症（OSA）

OSAについての詳細は，第3章①-1)-①〜⑦ を参照してください．なお，ICSD-3では，今までよく使用されていたOSASという用語は用いず，OSAとよぶことになっています．

 ## 中枢性睡眠時無呼吸症候群（CSAS）

中枢性睡眠時無呼吸は，終夜睡眠ポリグラフ（PSG）にて，呼吸努力を伴わない無呼吸や低呼吸が10秒以上続く呼吸イベント（中枢性イベント）が睡眠1時間あたり5回以上みられ，かつ全体の無呼吸低呼吸イベントの50％以上を占めるものと定義されます[2,3]．CSASの詳細については 第3章①-2) を参照してください．

 ## 睡眠関連低換気障害

睡眠関連低換気障害（sleep related hypoventilation disorders）は以下の6つのカテゴリーに分類されます．睡眠関連低換気障害の主な特徴は，睡眠に関連した不十分な換気が異常な動脈血二酸化炭素分圧（$PaCO_2$）の上昇をもたらすことです．さらに肥満低換気症候群の診断では日中も低換気（$PaCO_2 > 45$ mmHg）が認められます．必ずしも酸素飽和度の低下は伴いません．

1）肥満低換気症候群（OHS）

以前，Pickwick症候群とよばれたものがこのカテゴリーに当てはまります．高度な肥満（BMI > 30 kg/m^2），日中覚醒時も高二酸化炭素血症（$PaCO_2 > 45$ mmHg）を認めることが診断に必要です．OHSにはしばしばOSAが合併（80〜90％）します．高度な肥満による腹壁，腹腔，胸郭，気道などへの脂肪沈着が呼吸運動を制限することが原因と考えられます．睡眠中の呼吸ドライブの抑制が慢性的に起こるため持続的な高二酸化炭素血症や低酸素血症が引き起こされます．睡眠中の頻回の覚醒反応により，日中の高度な眠気や起床時の頭痛，倦怠感，気分障害をもたらし，身体的には肺性心の徴候としての末梢浮腫などがみられることがあります．長期罹患患者では肺高血圧を合併することもあります．

2) 先天性中枢性肺胞低換気症候群

先天性中枢性肺胞低換気症候群（congenital central alveolar hypoventilation syndrome）とは，自律神経系の発生に関与する*PHOX2B*遺伝子の変異に伴って呼吸中枢のコントロール機能不全がもたらされ，睡眠時に低換気が生じる稀な疾患です．ほとんどで出生時に症状がみられますが（→第1章 Q29），より後になって，なかには成人後に発症する例もみられます．自律神経機能の異常に伴って，腸管運動障害（ヒルシュスプルング病）を合併する例がみられます．

3) 視床下部機能不全による遅発性中枢性低換気

視床下部機能不全による遅発性中枢性低換気（late-onset central hypoventilation with hypothalamic dysfunction）では，生後数年経ってから睡眠関連低換気を発症します．きわめて稀な疾患で，肥満，視床下部に関連した内分泌機能異常や重症の感情障害，行動障害を合併することがあります．また，神経原性腫瘍を合併することもあります．*PHOX2B*遺伝子の異常は認めません．

4) 特発性中枢性肺胞換気

特発性中枢性肺胞換気（idiopathic central alveolar hypoventilation）とは，低換気をきたす肺や呼吸筋などの器質的疾患，神経疾患，肥満，薬剤の使用などがなく起こる原因不明の睡眠関連低換気を指します．CO_2やO_2に対する化学受容体の反応性低下が主な要因と考えられていますが，症例が少なく，病因については十分に解明されていません．

5) 薬剤や物質による睡眠関連低換気

薬剤や物質による睡眠関連低換気（sleep related hypoventilation due to a medication or substance）とは，呼吸抑制をきたしうる睡眠薬や精神安定薬，筋弛緩薬などにより引き起こされるものです．アルコールの併用や多剤の使用でさらに増悪しやすくなると考えられます．これらの呼吸抑制作用のある薬や物質は上気道の筋緊張を減少させOSAやCSAの合併を引き起こす可能性があります．

6) 内科的疾患による睡眠関連低換気

内科的疾患による睡眠関連低換気（sleep related hypoventilation due to a medical disorder）とは，肺実質や気道疾患，胸郭の異常，肺血管病変，神経筋疾患などの肥満や薬剤使用，先天性疾患以外の基礎疾患に起因すると考

えられる低換気を指します．

4 睡眠関連低酸素血症

　睡眠関連低酸素血症（sleep related hypoxemia disorder）は，PSGなどで，睡眠中に，成人でSpO$_2$：88％以下，小児でSpO$_2$：90％以下が，5分以上続く場合と定義されます．睡眠中に低酸素血症をきたしますが，③と異なり低換気はきたさないのがポイントです．さまざまな内科疾患や神経疾患により引き起こされると考えられています．シャントや換気−血流比の不均衡がそのメカニズムと考えられています．睡眠中のみでなく日中にも低酸素血症を示すことがあります．患者は無症状のこともあれば，夜間の呼吸困難，睡眠の質の低下，倦怠感を訴えることがあります．

5 孤発性症状群および正常変異群

1）単純いびき症（snoring）

　いびきは，主に吸気時に起こる口蓋垂や軟口蓋の振動が主な成因ですが，口峡柱や咽頭壁，さらに下部の組織も含まれる可能性があります．単純いびき症と呼ぶ場合は，無呼吸や低呼吸を伴わず，日中の眠気も伴わないいびきと定義されます．しかしながら，体重の増加や加齢に伴ってOSAへ移行する可能性もあるため注意が必要と言えます．

2）カタスレニア（catathrenia）

　睡眠中にみられるうめきを指します．通常REM時にみられ，呼気の延長を伴うことからSRBDの範疇に分類されています．通常長い呼気の後に単調なうめきのような発声を伴った深い吸気がみられます．本人には自覚症状はなく病的意義も乏しいと言えますが，発声のためベッドパートナーへの影響や友人と旅行に行くのを遠慮してしまうなど社会的に問題となることがあります．

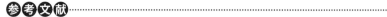

1) 「International Classification of Sleep Disorders, 3rd ed (ICSD-3)」(American Academy of Sleep Medicine), 2014
2) Young T, et al：The occurrence of sleep-disordered breathing among middle-aged adults. N Engl J Med, 328：1230-1235, 1993
3) Sassani A, et al：Reducing motor-vehicle collisions, costs, and fatalities by treating obstructive sleep apnea syndrome. Sleep, 27：453-458, 2004
4) 「AASMによる睡眠および随伴イベントの判定マニュアル：ルール, 用語, 技術的仕様の詳細 version 2.3」(米国睡眠医学会/著, 日本睡眠学会/監訳), ライフ・サイエンス, 2017
5) 「臨床睡眠検査マニュアル 改訂版」(日本睡眠学会/編), ライフ・サイエンス, 2015

第4章
検査法

1 初診時チェックリスト

中村周平

 ## 睡眠障害のスクリーニング

　睡眠の診療科には眠気を主訴に，さまざまな患者が来院します．もちろん閉塞性睡眠時無呼吸症（OSA）の患者も多いですが，他の睡眠障害のケースもあります．

　ICSD-3[1]では約100種類もの睡眠障害があります．そのため，初診時に問診票を用いて睡眠障害のスクリーニングを行うのが望ましいです．日本睡眠学会のホームページにスクリーニング表（図1）[2)3)]が掲載されていますので，参照ください．

 ## OSAのスクリーニング

　OSAは睡眠障害のなかでも患者数が多く，ポピュラーな疾患と言えます．本項ではいびきや無呼吸，あるいは眠気を主訴に来院した患者に対して，具体的な対応法を述べます．

1 問診

　睡眠障害の診療においては，問診がとりわけ重要です．質問項目が多いので事前に問診票（図2）に記入してもらい，それを見ながら問診を進めるのがよいでしょう．

1）いびき・無呼吸の指摘あるいは自覚症状

　いびき・無呼吸はOSAに特徴的な所見です．自覚症状が少ない患者もいるため，家族に問診する場合もあります．いびき・無呼吸の出現時期，程度，目撃の有無，頻度，体重変化との関係，アルコール量や睡眠体位による変動の有無，寝言や四肢を激しく動かす異常な体動など，具体的なエピソードを交えて問診しましょう[4]．

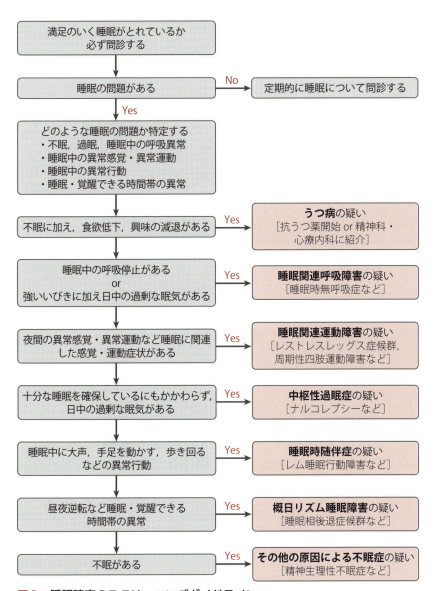

図1 睡眠障害のスクリーニングガイドライン

睡眠障害にはたくさんの種類があり，治療法もそれぞれ異なる．一般的にはスクリーニングを行い，症状を医学的に具体化していく．
文献2より引用．

Ⅰ．いびき・無呼吸症候群　問診票

ID：　　　氏名：　　　　　　　記載日：平成　　年　　月　　日

1) よく昼寝をしますか？昼寝の後はすっきりしますか？　　はい ・ いいえ
　　　　　　　　　　　　　　　　　　　　　　すっきりする ・ すっきりしない
2) アルコール類をお飲みになりますか？
　　　　　　　　　ほぼ毎日・週3〜4回・週1〜2回・飲まない
3) 寝る前にアルコールは飲みますか？　　　　　　　　　　はい ・ いいえ
4) 寝つきが悪いと感じますか？　　　　　　　　　　　　　はい ・ いいえ
5) 睡眠の途中でよく目が覚めますか？　　　　　　　　　　はい ・ いいえ
6) 尿意で睡眠中に何回くらい起きますか？ 0回・1〜2回・3〜4回・5〜6回
7) 寝ている時に息が止まったり，いびきが途切れると言われた事はありますか？
　　　　　　　　　　　　　　　　　　　　　　　　　　　はい ・ いいえ
8) 目が覚めた時に，よく口の中が乾く事がありますか？　　はい ・ いいえ
　↳ 口呼吸，糖尿病
9) 朝起きた時に頭痛がありますか？　　　　　　　　　　　はい ・ いいえ
10) まだ眠っていないのに夢を見る感覚はありますか？　　はい ・ いいえ
　↳ ナルコレプシー：入眠時幻覚
11) 喜んだり，怒ったりした時に，急に力が抜けてしまう事はありますか？
　　　　　　　　　　　　　　　　　　　　　　　　　　　はい ・ いいえ
　↳ ナルコレプシー：情動脱力発作（cataplexy）
12) 眠っている時に体がしびれたり動けなくなる事（金縛り）がありますか？
　　　　　　　　　　　　　　　　　　　　　　　　　　　はい ・ いいえ
　↳ 睡眠麻痺（金縛り）
13) 寝ている時に歯ぎしりがあると言われますか？　　　　はい ・ いいえ
14) 悪夢を見たり寝ぼけると言われた事がありますか？　　はい ・ いいえ
　↳ 睡眠時随伴症：レム睡眠行動障害（RBD）

15) 眠気があり運転中に事故を起こしそうになったり，起こした事はありますか？
　　　　　　　　　　　　　　　　　　　　　　　　　　　はい ・ いいえ
16) 現在，過去において該当する疾患はありますか？
　　□呼吸器疾患　□アレルギー性鼻炎　□花粉症　□甲状腺機能低下
　　□高脂血症　□扁桃肥大　□アデノイド　□その他
17) 「鼻づまり」やのどの病気がありますか？
　　　　　　　　　　　　　　□あり（病名：　　　　　　　）・□なし
18) 17) で，「あり」と答えた方にお聞きします．何か治療を受けていますか？
　　□点鼻薬　□噴霧薬　□飲み薬　□手術　□その他　□治療は受けていない
19) 鼻・のど・口の手術を受けた事がありますか？
　　□あり→どんな手術ですか？（　　　　　　　　　　　）・□なし
20) 歯列矯正をした事はありますか？　　　　　　　　　　はい ・ いいえ
21) 身長＿＿＿＿cm　体重＿＿＿＿kg　　BMI＿＿＿＿kg/m²
22) 体重に変動がありましたか？
　　増加した（　　kg/年）・減少した（　　kg/年）・変化なし
23) 喫煙歴はどれくらいですか？
　　現在あり（平均　本/日を　年間）・過去あり（平均　本/日を　年間）・なし
24) CPAPを使用していますか？
　　はい（使用開始時：　　年　　月〜）・いいえ ・ 以前使用していた
25) 今までにいびき・無呼吸用のマウスピースを作った事がありますか？
　　はい（使用開始時：　　年　　月〜）・いいえ ・ 以前使用していた
26) 女性の方のみお聞きします，閉経を迎えましたか？
　　はい（時期：　　歳頃）・ いいえ

ありがとうございました

図2　OSA に関する問診票の例

東京医科歯科大学快眠歯科（いびき・無呼吸）外来にて使用している問診票．現在の心身や睡眠の状態，または他の睡眠障害や病歴などについての質問をまとめた書類．

2) 日中の眠気

　　眠気は，運転や仕事，日常生活に大きな支障をきたすため，患者自身が最も困る症状です．日中の眠気に関する評価法は，エプワース眠気尺度（ESS）があります（図3）．ESSは国際的に広く用いられており，日本の生活様式にあわせた日本語版があります．ESSが11点以上で病的に眠気を感じていると判定し，OSAを含む何らかの睡眠障害が疑われます[4]．

詳細➡第4章②

3) 体重の変化

　　現在の体重と，過去の体重変化を問診します．特にいびき・無呼吸などの症状が出現した時期と，体重増加の時期が重なれば，肥満がOSAの原因と考えられます．肥満はOSAの主要な危険因子であり，減量により改善することもあります．ただし，欧米に比べて日本では，肥満を認めないOSA患者の割

8項目の質問で合計点が11点以上は病的な眠気		
①座って読書しているとき	だいたい，いつも眠くなる	3
②テレビを見ているとき	よく眠くなる	2
③人の大勢いるところ（劇場や会議など）で座って	ときどき眠くなる	1
いるとき	眠くなることはない	0
④他人が運転する車に同乗しているとき		
⑤午後，横になっているとき		
⑥座って人と話をしているとき		
⑦昼食（アルコールなし）後，静かに座っているとき		
⑧車を運転中，渋滞や信号待ちで数分停まっているとき		

図3　エプワース眠気尺度（ESS）

最近の生活のなかで最も近いと思われる状態を選び，合計点数を診断結果に照らし合わせる．なお，この評価方法は眠気の状態を実際よりも軽く判断してしまい，点数が低くなる傾向がある．客観的に本人の眠気を評価できる家族に協力してもらい検査するほうが正確な診断結果が得られる．

第4章　検査法

合は多いことが特徴です．これは頭蓋顔面形態の違いによるもので，日本人は上気道が狭窄しやすいと言われています[4]．

詳細➡第3章①-1)-③

4）不眠

無呼吸終了時に中途覚醒が生じることで，再入眠が困難となり，不眠を自覚するとされています．

不眠を訴えるOSA患者に安易に睡眠薬を投与すると，症状を悪化させることがあり，注意が必要です[5]．

5）夜間頻尿

夜間頻尿はOSA患者でよくみられる徴候で，重症例や小児では夜尿を認めることもあります．その原因として，胸腔内陰圧化に伴う夜間の，心房性ナトリウム利尿ペプチドの分泌増加の関与が指摘されています[5]．

6）起床時の頭痛

OSA患者では，持続的な低換気による高二酸化炭素血症および，低酸素血症のために，起床時の頭痛を訴えることが多いとされています[5]．

7）ライフスタイルの把握

ライフスタイルは眠気と密接に関係しており，OSAの原因把握や今後の治療のために重要です．睡眠時間は十分か，睡眠リズムは乱れていないかを確

191

認するために，平時と休日の就寝・起床時間，中途覚醒の有無，再入眠のしやすさなどを尋ねましょう．また，職業（仕事内容）やシフトワークの有無などを，もらさず問診しましょう[6]．

8）嗜好品

喫煙および飲酒については，OSAの危険因子であるため，頻度，量，品目についても詳細に尋ねるのが望ましいです[6]．

詳細➡第5章 1 -1)-②

9）既往歴の把握

循環器系疾患，中枢神経疾患，精神疾患，糖尿病，肥満，高脂血症などの病状につき，十分に問診し把握しましょう．特に循環器系疾患，中枢神経疾患の合併症は，治療方針や予後に影響するので重要です．また，精神疾患の把握も眠気を鑑別するうえで必要で，薬剤，特に抗不安薬・睡眠導入薬の使用もOSAの危険因子であるため，押さえておきましょう[6]．

10）鼻閉の有無と扁桃腺炎の既往

鼻閉はOSAの危険因子として把握する必要があります．また，扁桃腺については炎症や摘出の既往，あるいは現在も炎症をくり返すかについて把握しましょう[6]．

② 視診

1）口腔外の診査

OSAの主要な危険因子は肥満と小顎です．肥満の患者は，特に首回りをみるといいでしょう．首が短いもしくは太いケースは，重症のOSAかもしれないので注意が必要です．小顎の厳密な評価法は側面頭部X線規格写真（セファログラム）による解析ですが，視診でもある程度の評価ができます．Cricomental space（オトガイと輪状軟骨を結んだ線上の2等分線から皮膚までの距離）（図4）が1.5 cm未満だとOSAである可能性が高いという報告があり，スクリーニングとして有用です[4]．

2）口腔内の診査

舌の肥大，軟口蓋の過長，口蓋扁桃の肥大は気道を狭窄するため，OSAの危険因子です．舌と軟口蓋の位置関係の評価法にはMallampati分類（図5），

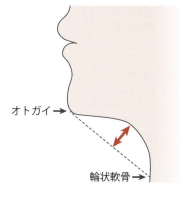

図4　Cricomental Space
⟷ が1.5 cm未満だとOSAである可能性が高い.

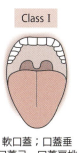 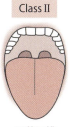 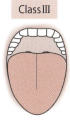 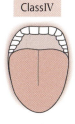

Class I	Class II	Class III	Class IV
軟口蓋；口蓋垂 口蓋弓，口蓋扁桃 が見える	口蓋扁桃 が見えない	軟口蓋，口蓋垂 の基部しか 見えない	軟口蓋も 見えない

図5　Mallampati 分類

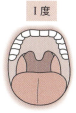 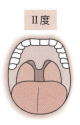 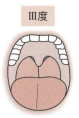

I 度	II 度	III 度
後口蓋弓より口蓋 扁桃がわずかに 突出しているもの	I 度と II 度の 中間のもの	両側の口蓋扁桃が正中 で接触しているもの （正中線を超えて口蓋扁桃 が突出しているもの）

図6　マッケンジー分類

口蓋扁桃の肥大の評価法にはマッケンジー分類（図6）があり，それらはOSAの重症度と相関があることが報告されており，スクリーニングとして有用です．また，著しい狭窄歯列，下顎隆起，下顎後退位，過蓋咬合は気道を狭窄

するため，OSA の危険因子のため，注意が必要です[4].

参考文献

1)「International Classification of Sleep Disorders, 3rd ed（ICSD-3）」（American Academy of Sleep Medicine）, 2014
2)清水徹男，田ヶ谷浩邦：一般医療機関における睡眠障害スクリーニングガイドライン．厚生労働省精神・神経疾患研究委託費「睡眠障害医療における政策医療ネットワーク構築のための医療機関連携のガイドライン作成に関する研究」，平成17〜19年度総括研究報告書，pp8-12, 2008
3)「睡眠障害診療ガイド」（日本睡眠学会認定委員会睡眠障害診療ガイド・ワーキンググループ/監），文光堂，2011
4)「歯科医師の歯科医師による歯科医師のための睡眠時無呼吸症候群の口腔内装置治療」（阪井丘芳/監，奥野健太郎/編），医歯薬出版，2014
5)「スリープスプリント療法」（黒崎紀正，他/監，中川健三/編著），砂書房，2005
6)「睡眠医学を学ぶために：専門医の伝える実践睡眠医学」（立花直子，大阪スリープヘルスネットワーク/編），永井書店，2006

2 眠気スコア・アンケート

玉岡明洋

睡眠時無呼吸症の診療においては，多くの患者さんが日中の過度の眠気（EDS）を訴えて医療機関を受診されます．診療の現場では，きわめて主観的な症候である「眠気」をある程度標準化された指標に基づいて病的な眠気かどうか判断する必要があります．そのためにさまざまな質問票が開発されています．本項では日常診療でよく取り入れられている眠気の診断ツールについて解説します．

日本語版エプワース眠気尺度（JESS）

エプワース眠気尺度（ESS）は最も簡便で，広く使われている質問票です．8つの状況においてどの程度居眠りしそうになるかを4段階評価で患者さん自身に記入してもらいます．オリジナル版のESSでは，質問8が，「自分で車を運転中，渋滞や信号待ちで数分間停まっているとき」となっていますが，日本人の生活様式に合わせた日本語版ESS（JESS）が2006年に開発されました（表）[1]．得点が高いほど眠気が強いことになり，11点以上は異常な眠気と考えられます．ただし，客観的な眠気の検査である反復睡眠潜時検査（MSLT）とは必ずしも相関しないこと，OSA含め慢性的に過眠を生じうる患者さんでは自身の眠気をしばしば過小評価していることがあります．実際には家族など日頃の患者さんの様子を見ている人にも聞きながら記入した方が正確な場合もあるかもしれません．この質問票は非営利目的であれば，iHope International株式会社のホームページからダウンロードして使用できます（www.sf-36.jp/qol/ess.html）．

表　JESS™（Japanese version of the Epworth Sleepiness Scale：ESS日本語版）

もし，以下の状況になったとしたら，どのくらいうとうとする（数秒～数分眠ってしまう）と思いますか．最近の日常生活を思いうかべてお答えください．

以下の状況になったことが実際になくても，その状況になればどうなるかを想像してお答えください．（1～8の各項目で，〇は1つだけ）すべての項目にお答えしていただくことが大切です．できる限りすべての項目にお答えください．	うとうとする可能性はほとんどない	うとうとする可能性は少しある	うとうとする可能性は半々くらい	うとうとする可能性が高い
1）すわって何かを読んでいるとき（新聞，雑誌，本，書類など）→	0	1	2	3
2）すわってテレビを見ているとき →	0	1	2	3
3）会議，映画館，劇場などで静かにすわっているとき →	0	1	2	3
4）乗客として1時間続けて自動車に乗っているとき →	0	1	2	3
5）午後に横になって，休息をとっているとき →	0	1	2	3
6）すわって人と話をしているとき →	0	1	2	3
7）昼食をとった後（飲酒なし），静かにすわっているとき →	0	1	2	3
8）すわって手紙や書類などを書いているとき →	0	1	2	3

合計11点以上は異常な眠気あり（EDS）と判断される．
調査票を商業目的，または政府機関で使用される場合は，ライセンス登録の手続きが必要ですので，下記へお問合せください．
問合せ先：iHope International 株式会社　URL: http://www.sf-36.jp/　E-mail: qol@sf-36.jp
文献1より転載．Copyright, Murray W. Jones and Shunichi Fukuhara, 2006.

2 ピッツバーグ睡眠質問票（PSQI）

　　　　　睡眠とその質を評価するために開発された自己記入式のツールです（図）．やはり睡眠診療において広く用いられており，出典を明記のうえ使用できます．問1～9のなかで睡眠の質，入眠時間，睡眠時間，睡眠効率，睡眠困難，睡眠薬の使用，日中覚醒困難の7要素（C1～C7）の合計得点としてPSQI総合得点が算出されます．この点数が高いほど，睡眠が障害されていることになり，6点以上は，異常ありと判断されます．問10は，ベッドパートナーなどに聞く，睡眠環境や，無呼吸などの睡眠中の他覚的症状の質問になります．不眠症やうつ病などによる睡眠障害の診断に特に有用ですが，シフトワークや概日リズム障害などには適していません[2, 3]．

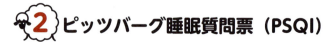

過去1カ月間におけるあなたの通常の睡眠の習慣についておたずねします．過去1カ月間について大部分の日の昼と夜を考えて，以下のすべての質問項目にできる限り正確にお答えください．

問1．過去1カ月間において，通常何時ころ寝床につきましたか？
　　就寝時間（1. 午前　2. 午後）　　時　　分ころ

問2．過去1カ月間において，寝床についてから眠るまでにどれぐらい時間を要しましたか？
　　約　　　分

問3．過去1カ月間において，通常何時ころ起床しましたか？
　　起床時間（1. 午前　2. 午後）　　時　　分ころ

問4．過去1カ月間において，実際の睡眠時間は何時間くらいでしたか？これは，あなたが寝床の中にいた時間とは異なる場合があるかもしれません．
　　睡眠時間　1日平均　約　　時間　　分

> 睡眠効率（C4）→問1, 3, 4
> 睡眠時間（C3）→問4
> 入眠時間（C2）→問2, 5a

過去1カ月間において，どれくらいの頻度で，以下の理由のために睡眠が困難でしたか？最もあてはまるものに1つ○印をつけてください．

問5a．寝床についてから30分以内に眠ることができなかったから．
　　0. なし　1. 1週間に1回未満　2. 1週間に1～2回　3. 1週間に3回以上
問5b．夜中または早朝に目が覚めたから．
　　0. なし　1. 1週間に1回未満　2. 1週間に1～2回　3. 1週間に3回以上
問5c．トイレに起きたから．
　　0. なし　1. 1週間に1回未満　2. 1週間に1～2回　3. 1週間に3回以上
問5d．息苦しかったから．
　　0. なし　1. 1週間に1回未満　2. 1週間に1～2回　3. 1週間に3回以上
問5e．咳が出たり，大きないびきをかいたから．
　　0. なし　1. 1週間に1回未満　2. 1週間に1～2回　3. 1週間に3回以上
問5f．ひどく寒く感じたから．
　　0. なし　1. 1週間に1回未満　2. 1週間に1～2回　3. 1週間に3回以上
問5g．ひどく暑く感じたから．
　　0. なし　1. 1週間に1回未満　2. 1週間に1～2回　3. 1週間に3回以上
問5h．悪い夢をみたから．
　　0. なし　1. 1週間に1回未満　2. 1週間に1～2回　3. 1週間に3回以上
問5i．痛みがあったから．
　　0. なし　1. 1週間に1回未満　2. 1週間に1～2回　3. 1週間に3回以上
問5j．上記以外の理由があれば，次の空欄に記載してください．
　　【理由】
　　そういったことのために，過去1カ月において，どれくらいの頻度で睡眠が困難でしたか？
　　0. なし　1. 1週間に1回未満　2. 1週間に1～2回　3. 1週間に3回以上

> 睡眠困難（C5）→問5b～5j

問6．過去1カ月において，ご自身の睡眠の質を全体として，どのように評価しますか？
　　0. 非常によい　1. かなりよい　2. かなり悪い　3. 非常に悪い

> 睡眠の質（C1）→問6

問7．過去1カ月において，どのくらいの頻度で，眠るために薬（医師から処方された薬あるいは薬屋で買った薬）を服用しましたか？
　　0. なし　1. 1週間に1回未満　2. 1週間に1～2回　3. 1週間に3回以上

> 眠剤の使用（C6）→問7

（次ページにつづく）

図　ピッツバーグ睡眠質問票（PSQI）

PSQI総合得点は，C1～C7の各0～3点の合計（0～21点）．計算方法などは文献参照．
文献2，3より．

問8. 過去1カ月において，どれくらいの頻度で，車の運転中や食事中や
　　 社会活動中など眠ってはいけないときに，起きていられなくなり
　　 困ったことがありましたか？
　　　　0. なし　　1. 1週間に1回未満　2. 1週間に1〜2回　3. 1週間に3回以上

問9. 過去1カ月において，物事をやり遂げるのに必要な意欲を持続するうえ
　　 で，どのくらい問題がありましたか？
　　　　0. なし　　　　　　　　　1. ほんのわずかだけ問題があった
　　　　2. いくらか問題があった　3. 非常に大きな問題があった

→ 日中覚醒困難（C7）→問8, 9

問10. 同居人がおられますか？
　　　　1. どちらもいない　　　　2. 家族／同居人がいるが寝床は別
　　　　3. 家族／同居人と同じ寝室であるが寝床は別
　　　　4. 家族／同居人と同じ寝床

→ 睡眠環境→問10

上記の問10で，2または3または4と答えた方のみにおたずねします．
あなたご自身のことについて，ご家族または同居されている方に，
以下の項目について過去1カ月間の頻度をたずねてください．

→ 睡眠中の他覚的症状

　問10a. 大きないびきをかいていた．
　　　　0. なし　1. 1週間に1回未満　2. 1週間に1〜2回　3. 1週間に3回以上
　問10b. 眠っている間に，しばらく呼吸が止まることがあった．
　　　　0. なし　1. 1週間に1回未満　2. 1週間に1〜2回　3. 1週間に3回以上
　問10c. 眠っている間に，足のビクンとする動きがあった．
　　　　0. なし　1. 1週間に1回未満　2. 1週間に1〜2回　3. 1週間に3回以上
　問10d. 眠っている途中で，ねぼけたり混乱することがあった．
　　　　0. なし　1. 1週間に1回未満　2. 1週間に1〜2回　3. 1週間に3回以上
　問10e. 上記以外にじっと眠っていられないようなことがあれば，次の空欄に
　　　　記載してください．
　　　　【その他じっと眠っていられないようなこと】
　　　　こういったことが，過去1カ月において，どれぐらいの頻度で，起こりましたか？
　　　　0. なし　1. 1週間に1回未満　2. 1週間に1〜2回　3. 1週間に3回以上

参考文献

1) Takegami M, et al：Development of a Japanese version of the Epworth Sleepiness Scale (JESS) based on Item Response Theory. Sleep medicine, 10：556–565, 2009

2) Doi Y, et al：Psychometric assessment of subjective sleep quality using the Japanese version of the Pittsburgh Sleep Quality Index (PSQI–J) in psychiatric disordered and control subjects. Psychiatry Res, 97：165–172, 2000

3) 土井由利子，他：ピッツバーグ睡眠質問票日本語版の作成．精神科治療学，13：755–769，1998

いびき!? 眠気!? 睡眠時無呼吸症を疑ったら

3 簡易検査・PSG

河野奈津子, 田賀 仁

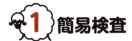

1 簡易検査

　睡眠時無呼吸症の検査は，ゴールドスタンダードとしてのPSG（終夜睡眠ポリグラフ）と簡易検査に分けられます．簡易検査の特徴は自宅で検査可能なため患者負担が少ないことです．検査室外睡眠検査（OCST）や在宅睡眠時無呼吸検査（HSAT）ともよばれています．基本的には睡眠呼吸障害のスクリーニングとして使用され，最終的な診断はPSGを行う必要があります．PSGの実施できない施設では，依頼できる医療機関との連携体制を整えておくことが重要です．

　簡便に検査が可能ですが，ほとんどの機器で脳波測定は含まれないため睡眠の評価はできない点に注意が必要です．正確な睡眠時間を計測できないため，正確なAHI（無呼吸低呼吸指数）を算出できないことも念頭に置く必要があります（→第2章①）．また非監視下での記録のため十分な睡眠が得られていない可能性や，患者自身が検査機器を装着するため装着不良のデータである可能性があり，良好な記録データである保障はありません．記録データは自動解析のみではなく必ず視察で確認することや，複数回の記録をとるなどの工夫をすることでデータの信頼性は向上します．

　また簡易検査は，重症の閉塞性睡眠時無呼吸症（OSA）の疑いがあり早期に治療が必要な場合や，PSGでの確定診断後におけるマウスピース（口腔内装置：OA）治療の効果判定（平成30年度の歯科診療報酬改定により正式に保険適用可となりました 詳細→第1章Q42），定期的なフォローアップ時の経年変化の評価，飲酒時と非飲酒時との重症度の比較，入院検査の難しい小児の呼吸障害スクリーニングなどにも使用される場合があります（ただし保険上認められない場合があります）．

　簡易検査の利点と欠点を熟知したうえで適切に使用することで，医療者と患者双方にとって役立つ検査となります．

簡易検査の一例

簡易検査の機器はさまざまなタイプがありますが，血中酸素飽和度（SpO_2）のみを測定する機器（パルスオキシメータ）と数チャンネル装着するタイプの機器（図1）とに大別されます．

図1は本邦において多く用いられている簡易検査の機器の一例です．装着するセンサーは，気流センサー（鼻カニューラ，図1❶），酸素飽和度センサー（SpO_2，図1❷），呼吸努力センサー（腹部ベルトと本体，図1❸）です．測定される項目は，気流，呼吸努力，いびき，SpO_2，脈拍数，体位，体動の7項目です（図2）．

数チャンネル装着する一般的な簡易検査に必須の測定項目は，気流，いびき，SpO_2です．気流は，鼻センサー（カニューラ）もしくは末梢動脈波センサーで評価されます．また，気流の測定にカニューラを使用する場合は，カニューラでいびきの有無も検出されます．

機種により装着するセンサーや測定項目の組合わせはさまざまです．目的や必要に応じて測定機種を選ぶことが大切です．

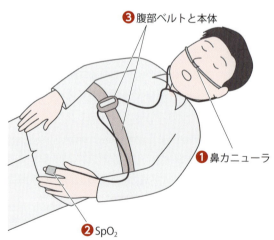

図1　簡易検査機器の装着例
センサーの数が少なく簡便に装着できるので，患者自身が装着し自宅での検査が可能．

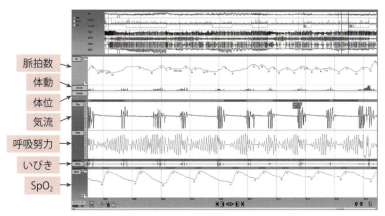

図2　簡易検査の波形画面と測定項目　〈巻頭カラー-❶〉
図はスマートウォッチPMP-300Eの波形画面．3つのセンサーを装着し，7項目が測定される．
日本睡眠総合検診協会より提供．

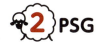 PSG

　終夜睡眠ポリグラフ（PSG）は，睡眠時無呼吸症を代表とする睡眠呼吸障害の確定診断に必須の検査です．また，睡眠呼吸障害の診断だけでなく，治療効果判定，CPAP（持続陽圧呼吸）タイトレーション（CPAPの至適圧を決める），その他の睡眠障害の診断のためにも施行される検査です．さまざまなセンサーを体につけて睡眠中の生体現象を終夜にわたり記録をすることで，睡眠の状態を客観的に評価することができます．
※PSGの判定ルールはさまざまな基準がありますが，ここでは一般的に用いられているものを説明しています．

① 測定項目と装着

　一般的なPSGの測定項目と装着部位を図3に示します．目的に応じて，食道内圧，炭酸ガス分圧，CPAP圧などが追加されます．患者の様子はビデオカメラで監視し，睡眠中の体位や体動，異常行動などを観察します．
　アーチファクトの少ない正確なデータを記録するためには，丁寧な装着を行うことが重要です．全身にセンサーを装着するので，患者ができるだけ眠りやすいようにセンサーの固定法などに配慮します．

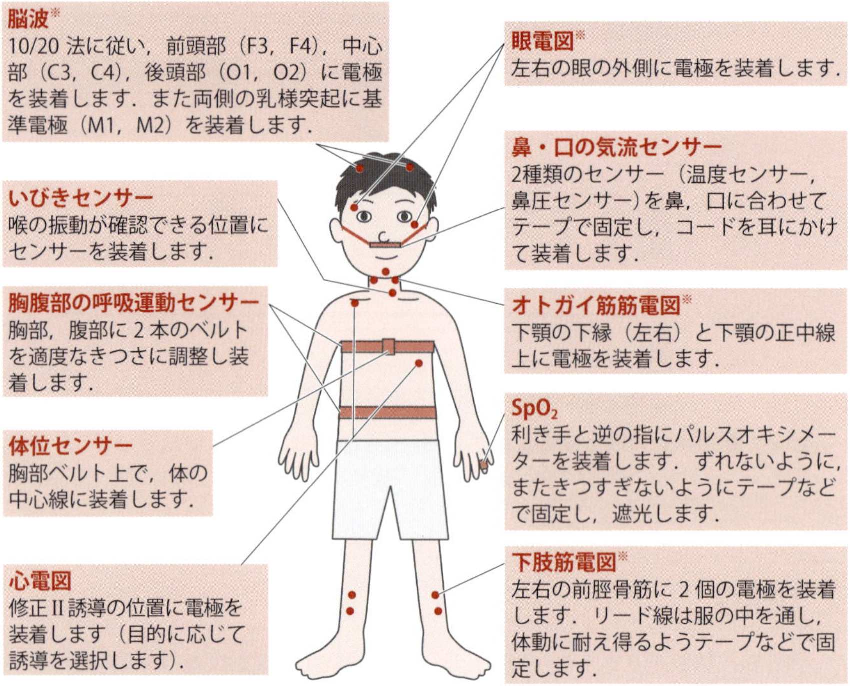

脳波※
10/20法に従い，前頭部（F3，F4），中心部（C3，C4），後頭部（O1，O2）に電極を装着します．また両側の乳様突起に基準電極（M1，M2）を装着します．

眼電図※
左右の眼の外側に電極を装着します．

いびきセンサー
喉の振動が確認できる位置にセンサーを装着します．

鼻・口の気流センサー
2種類のセンサー（温度センサー，鼻圧センサー）を鼻，口に合わせてテープで固定し，コードを耳にかけて装着します．

胸腹部の呼吸運動センサー
胸部，腹部に2本のベルトを適度なきつさに調整し装着します．

オトガイ筋筋電図※
下顎の下縁（左右）と下顎の正中線上に電極を装着します．

SpO₂
利き手と逆の指にパルスオキシメーターを装着します．ずれないように，またきつすぎないようにテープなどで固定し，遮光します．

体位センサー
胸部ベルト上で，体の中心線に装着します．

心電図
修正II誘導の位置に電極を装着します（目的に応じて誘導を選択します）．

下肢筋電図※
左右の前脛骨筋に2個の電極を装着します．リード線は服の中を通し，体動に耐え得るようテープなどで固定します．

図3　一般的なPSGの測定項目と装着部位

頭，顔の部分の電極は，ネットや包帯で固定．体の部分のセンサーは，寝返りが打ちやすいように余分なコードは1つにまとめる．
※脳波，眼電図，オトガイ筋筋電図，下肢筋電図の電極を使用するものは，アーチファクトの混入を防ぐため，接触抵抗を十分に落として装着する．

② 各電極およびセンサーの目的

1）脳波

覚醒と睡眠の鑑別をします．睡眠段階判定と覚醒反応の判定から，睡眠深度や睡眠の分断化をみます．

前頭部（F3，F4）は深睡眠に出現する徐波活動，中心部（C3，C4）は睡眠段階判定の指標となる頭頂鋭波や睡眠紡錘波，後頭部（O1，O2）はアルファ律動を主に観察します．

2）眼電図

眼球の動きを観察します．レム睡眠では急速眼球運動が出現し，睡眠段階判定に重要です．また覚醒から睡眠に入る際には，緩やかな眼球運動がみられます．

3) オトガイ筋筋電図

筋電位の変化を観察し，筋の弛緩を特徴とするレム睡眠の鑑別に重要です．歯ぎしりの有無も確認します．

4) 鼻・口の気流センサー

無呼吸と低呼吸の鑑別や，呼吸イベントの持続時間を判定します．センサーは，気流の温度変化を測定する温度センサー（サーミスタ法，サーモカップル法）と，気流の圧力変化を測定する鼻圧センサー（プレッシャー法）があり，両方を装着します．無呼吸の判定に温度センサー，低呼吸の判定に鼻圧センサーを用います．

5) 胸腹部の呼吸運動センサー

呼吸イベントの種類（閉塞性，混合性，中枢性）の分類に重要です．胸部と腹部に2本装着することで呼吸努力を観察します（➡第3章①-2）．

6) 動脈血酸素飽和度（SpO_2）

パルスオキシメーターで経皮的に SpO_2 値を測定します．無呼吸や低呼吸の判定，睡眠呼吸障害の重症度の評価に重要です．

7) いびきセンサー

マイクロフォンなどのセンサーでいびきの有無を確認します．

8) 下肢筋電図

足の動きをみます．周期性四肢運動の判定に重要です．

9) 心電図

心拍数，不整脈，虚血性変化をみます．

10) 体位センサー

睡眠中の体位を確認します．体位依存性の OSA において有益な情報となります．

③ 判定

PSGのモニター画面には**図4**のような波形が表示されます．記録されたデータは視察判定を行います．主に，脳波，眼電図，オトガイ筋筋電図で睡眠を評価し，鼻・口の気流センサー，胸腹部の呼吸運動，SpO_2 から呼吸の状態を評価します．その他に下肢筋電図や体位，心電図などから，睡眠中の生

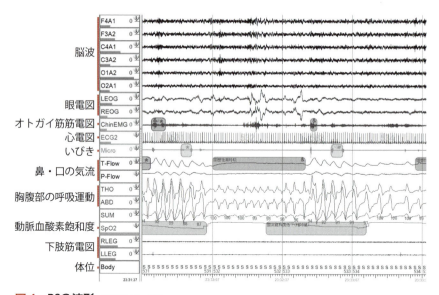

図4　PSG波形〈巻頭カラー❷〉
体に装着したさまざまなセンサーは図のように表示され，視察で判定を行う．図は呼吸イベントの判定を行う画面で，閉塞性無呼吸が認められている．
日本睡眠総合検診協会より提供．

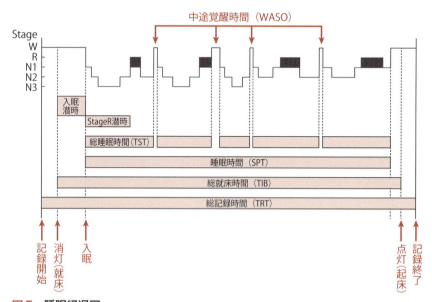

図5　睡眠経過図
データ解析により算出された睡眠変数をもとに，睡眠経過図（ヒプノグラム）が作られる．睡眠の深さや分断化が見た目にわかりやすくなる．

204　いびき!? 眠気!? 睡眠時無呼吸症を疑ったら

表　PSGで算出される主な指標（睡眠変数）

	指標	単位	内容
睡眠	消灯時間	時：分	
	点灯時間	時：分	
	総記録時間（TRT）	分	記録開始から終了までの時間
	総就床時間（TIB）	分	就床から起床までの時間
	睡眠時間（SPT）	分	入眠から最終覚醒時刻までの時間
	総睡眠時間（TST）	分	SPTのうち中途覚醒を除いた時間
	入眠潜時（SL）	分	消灯からいずれかの睡眠段階が出現するまでの時間
	StageR潜時	分	入眠から最初のStgaeRまでの時間
	入眠後覚醒（WASO）	分	SPT中の覚醒時間の総和
	睡眠効率（SE）	％	TST/TIB×100
	各睡眠段階の時間	分	各睡眠段階の占める時間
	各睡眠段階の出現率	％	各睡眠段階の占める時間/TST×100
	覚醒反応数	回	覚醒反応の総数
	覚醒反応指数	回/時	覚醒反応数/TST×60
呼吸	閉塞性無呼吸数	回	
	混合性無呼吸数	回	
	中枢性無呼吸数	回	
	低呼吸数	回	
	無呼吸＋低呼吸数	回	無呼吸，低呼吸の総数
	無呼吸指数（AI）	回/時	無呼吸数×60/TST
	低呼吸指数（HI）	回/時	低呼吸数×60/TST
	無呼吸低呼吸指数（AHI）	回/時	（無呼吸数＋低呼吸数）×60/TST
	動脈血酸素飽和度低下数	回	≧3％（あるいは4％）の低下の総数
	動脈血酸素飽和度低下指数（ODI）	回/時	≧3％（あるいは4％）の低下の総数×60/TST
	睡眠中の平均酸素飽和度	％	
	睡眠中の最低酸素飽和度	％	
運動イベント	睡眠時周期性四肢運動（PLMS）数	回	
	覚醒反応を伴うPLMS数	回	
	PLMS指数	回/時	PLMS数×60/TST
	覚醒反応を伴うPLMS指数	回/時	覚醒反応を伴うPLMS数×60/TST
心電図	平均心拍数	回/分	睡眠中の平均心拍数
	最大心拍数	回/分	記録中，睡眠中の最大心拍数
	最小心拍数	回/分	睡眠中の最小心拍数

体現象を総合的に判断します.

1）睡眠の評価

30秒ごとに睡眠段階を判定し，また同時に睡眠中の覚醒反応を判定します．睡眠段階は，StageW（覚醒），StageN1，N2，N3（ノンレム睡眠），StageR（レム睡眠）に分けられ，一晩の睡眠構築は睡眠経過図により視覚的に表現されます（**図5**）．また，各睡眠段階の時間や覚醒反応数を計算式から数値化したものが睡眠変数です（**表**）．この睡眠経過図と睡眠変数から睡眠の量や質が評価されます．

2）呼吸の評価

鼻・口の気流センサーで検出される気流の停止もしくは減弱，動脈血酸素飽和度の低下などから無呼吸や低呼吸などの呼吸イベントを判定します．また胸腹部の呼吸努力の有無により，閉塞性，混合性，中枢性に分類します．データ解析により算出されるさまざまな指標をもとに睡眠呼吸障害の重症度が評価されます（**表**）．

3）その他

周期性四肢運動障害や歯ぎしりなどの運動イベントの判定や，心電図で不整脈などの有無を確認します．算出される指標（**表**）の他にも，診断に重要な異常所見（脳波異常，行動異常など）があれば報告します．

参考文献

1）Yoshida K：Influence of sleep posture on response to oral appliance therapy for sleep apnea syndrome. Sleep, 24：538–544, 2001
2）「AASMによる睡眠および随伴イベントの判定マニュアル：ルール，用語，技術仕様の詳細：version 2.3」（米国睡眠医学会／著，日本睡眠学会／監訳），ライフ・サイエンス，2017
3）「臨床睡眠検査マニュアル 改訂版」（日本睡眠学会／編），ライフ・サイエンス，2015

4 PSG（脳波検査）

平井伸英

 ## PSGによる脳波の測定

　脳波が発見される以前から，睡眠には複数の異なる状態があることはある程度知られていました．例えば眠っている人を起こしたときに，容易に起床するときと，かなり強い刺激を与えても起きることができない場合があることは，多くの人が経験していることでしょう．ただしこの睡眠中の異なる状態を調べるためには，眠っている被検者に刺激を与える必要があり，自然な睡眠を連続的に観察することは困難でした．脳波の発見により，睡眠を中断させることなく観測できるようになりましたが，現在，睡眠の検査に用いられる標準的な手法は終夜睡眠ポリグラフ（PSG）とよばれる方法です．ヒトの脳は睡眠覚醒の状態に応じて特徴的な脳波活動を示します．例えば，覚醒時に閉眼して安静にしているとアルファ律動とよばれる脳波活動がみられますが，眠気が強まるとこの活動は消失していきます．PSGは，脳波の特徴によって睡眠と覚醒を区別するのみでなく，レム睡眠，ノンレム睡眠といった異なる特徴をもった睡眠状態を判別することができ，さまざまな睡眠障害の診断に用いられます．この目的のため，PSGは脳波に加えて，眼球運動，筋電図，心電図も同時記録するようになっており，最近では呼吸や体動（体位）なども記録することが一般的になってきました．またビデオによる録画記録を同時に行える施設も増えており，睡眠時随伴症（睡眠関連運動障害など）やてんかんの診断の助けになっています．

 ## 睡眠覚醒状態を記録する他の方法

　PSGは睡眠の検査として最も標準的ですが，比較的大きな装置が必要であり，また電極の装着には検査技師など専門家の関与が必要です．また通常は入院が必要であり，日常的な睡眠を記録することは困難です．このため，特

に研究で用いる際には，環境への適応のために前日から記録を開始するといったことが行われることもあります．脳波は非侵襲的な検査ではありますが，被検者の生活への影響は必ずしも軽微ではありません．

　そのため，PSGの代替としてさまざまな手法が開発されてきました．そのなかでも比較的広く用いられているのが，加速度センサーを用いたアクチグラフ（活動量計）です．しくみとしては，万歩計の進歩したものと考えるとわかりやすいと思いますが，身体の動きから，運動量や睡眠覚醒状態を推測するものです．四肢に装着する腕時計型の装置であることが多く，睡眠，覚醒の状態を連続記録することができます．PSGと違い，着脱が容易で被検者自ら行うことができるため，数週〜数カ月にわたる記録も比較的容易です．

　最近では，スマートフォンやスマートウォッチなどとよばれる身近な機器の多くが加速度計を内蔵しており，アプリを導入することで睡眠覚醒状態を記録できるようになってきました．今のところ，これらの機器はほぼ毎日充電が必要であり，睡眠覚醒状態を連続的に記録する用途にはあまり普及していませんが，1週間程度連続動作する腕輪型の装置や，1年間連続動作可能な製品も簡単に入手できるようになってきており，今後の臨床への応用が期待されます．ただ，これら製品の多くは，睡眠覚醒の検出の詳細な手法を公開しておらず，PSGとの比較研究なども限られているため，臨床的に用いられるようになるためにはまだまだハードルがありそうです．

　家庭で検査することができる小型のPSG（簡易検査 ➡第4章③）も実用化されています．脳波測定がなかったり電極の制限などによって，フル規格のPSGに比べて結果に差異が出る可能性はありますが，比較研究などからフル規格のPSGと比べても，十分な信頼性が確保されているものもあります．米国や日本の睡眠学会では，こういった機器の開発を促すべく，PSGの規格の標準化作業を行っており，今後は外来や自宅でPSG検査ができるようになっていくことが考えられます．

　また，信頼性の点ではまだデータが不十分ですが，ペーストを用いずに装着できるドライ電極を用いた脳波計も開発されており，被検者自身が着脱可能なPSGが実用化される可能性もあります．そうなれば，睡眠の変化を長期間にわたって連続記録することが可能になり，睡眠障害の診断に大きな変化をもたらす可能性があります．

5 反復睡眠潜時検査（MSLT）

平井伸英

1 「眠りやすさ」を測る

　眠気を客観的に知る方法として「眠りやすさ」を調べようと考えるのは自然なことですが，これを実現するのが反復睡眠潜時検査（MSLT）です．この検査では，1日をとおして入眠潜時をくり返し計測し，その平均値によって眠気を判定します．この検査はナルコレプシーの診断基準にも組込まれており，日本でも保険適用となっています．

　MSLTでは，通常簡略化した終夜睡眠ポリグラフ（PSG）用の電極を用いて入眠を判定しますが，MSLTを施行する前夜はPSG検査を行うことが推奨されており，このPSGで使用した電極を装着したままMSLTを行うことが一般的です．米国睡眠学会（AASM）や日本睡眠学会によると，MSLTの判定には10-20法とよばれる標準的な脳波電極配置における左右のC（central：中心部）とO（occipital：後頭部）の単極導出，眼球運動，筋電図，心電図の記録が推奨されています．

　標準的なMSLTのプロトコルでは，起床の約2時間後から2時間おきに5回，入眠潜時を測定します．入眠は最初の睡眠ステージの出現によって判定し，そこから15分後に記録を中止します．この間にステージREMがみられた場合，睡眠開始時レム期（SOREMP）ありと判定します．被検者が入眠しない場合20分で記録を中止し，この時間を平均睡眠潜時間の計算に使用します（表1，2）．

2 MSLTの注意点

　前夜のPSG検査を含めると，丸1日拘束されることになり，検査を受ける患者にとっても，検査者にとっても比較的負担が大きな検査です．朝食は起床の約1時間後，昼食は2回目の入眠潜時測定の直後が推奨されており，測

表1　MSLT検査の例

前日		入院
	19時	PSG, MSLT用電極装着
当日	7時	起床
	8時	朝食
	9時	1回目の検査開始
	11時	2回目の検査開始
		昼食
	13時	3回目の検査開始
	15時	4回目の検査開始
	17時	5回目の検査開始
		PSG, MSLT用電極取り外し
		退院

表2　MSLT検査結果の例

	記録開始時間	入眠潜時	REM潜時
1回目	9時02分	12分20秒	－
2回目	11時03分	9分00秒	－
3回目	13時00分	11分40秒	－
4回目	15時00分	18分00秒	－
5回目	－	－	－

平均睡眠潜時	15分00秒
平均REM潜時	－

この例では測定回数を4回としている．測定中にステージREMがみられていないので，SOREMPの出現はなし，との判定になる．このため，前夜のPSGでもSOREMPの出現がなければ，測定4回の時点でナルコレプシーの診断は確定できない．

定日は激しい運動を避け，コーヒーなどの刺激物を摂取せず，強い太陽光を浴びないといったことも求められます．このため検査は前夜のPSGを含めて1泊2日の入院によって行われることが一般的です．米国睡眠学会は測定回数を4回に短縮するプロトコルも認めていますが，ナルコレプシーの診断を目的とする場合，SOREMPが2回以上観測されることが必要（→第5章2-1）なので，4回目までにSOREMPが1回のみ認められた場合は5回目を省略できません．最新の診断基準では，前夜のPSGでSOREMPがみられた場合，これを1回とカウントしてよいことになっており，また前夜のPSGの全睡眠時間が6時間を下回った場合は，MSLTの結果は有効でないとされていることから，理想的にはMSLT開始前にPSGの結果が判定されるべきです．

MSLTでは，入眠しない場合は20分で，入眠した場合は入眠後15分で記録を打ち切ることになっていますが，過去の研究からは10分以上眠ると眠気が減じる可能性が報告されており，MSLTのプロトコルが適切に守られないと，検査結果に影響が出る可能性が考えられます．

「眠気に抗える程度」を測る覚醒維持検査

このようにMSLTは「眠りやすさ」を調べる検査として，標準的に用いられており，信頼性，妥当性などについてもよく検討されていますが，例えば，MSLTのパラメータと交通事故の危険性とは必ずしも相関しないことが知ら

れています．過眠症の患者さんは，日中の眠気に耐えながら，眠らないように努力して過ごしています．この「眠気に抗える程度」は患者のQOLに大きく影響することが推察されますが，これを知るために用いられるのが覚醒維持検査（MWT）です．MWTでは，MSLTとほぼ同様のプロトコルで日中に複数回の睡眠潜時を測定しますが，被検者はベッドに横になるのではなく，リラックスして座った状態で，なるべく眠らないように努力します．被検者が入眠しない場合，測定は40分で中止され，これを2時間ごとに4回くり返すことが推奨されています．このMWTの平均入眠潜時は，交通事故などとも相関することが報告されています．日本でも，医療において運転可否の判定が求められるようになっていることから（詳細➡第1章Q49），日本睡眠学会などがMWTプロトコルの標準化を進めており，近い将来に保険適用となることが期待されています．

第4章

検査法

第5章
診断・治療

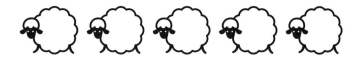

1 睡眠時無呼吸症

1）単純いびき症・閉塞性睡眠時無呼吸症

① 診断と治療（総論）

玉岡明洋

睡眠時無呼吸症において，通常患者は日中の眠気や，家族からの睡眠中のいびきや呼吸停止の指摘などを主訴に外来を受診します．また昨今の公共交通機関の事故において運転士が睡眠時無呼吸症であったケースが報告され，産業界での認知度も高まったことから健診での睡眠検査を取り入れる企業も増えており，簡易検査の結果を持ってクリニックを受診される方も増えていると思います．いびきや日中の眠気で患者さんが外来を受診した場合，どのように対応していくべきか，わが国の保険適用などと照らし合わせて，その現状と実際について説明します（図 フローチャート参照）．

1 問診・診察

いびきがあってもエプワース眠気尺度 日本語版（JESS）（→第4章②）などで日中の眠気の自覚が全くない場合，閉塞性睡眠時無呼吸症（OSA）でなく単純いびき症の可能性も考えられます．ただしOSAであっても眠気を訴えない患者さんも多いため，自覚症状がなくてもいびきに高血圧やメタボリックシンドロームを伴っている場合などは，OSAの可能性を積極的に疑って，まず簡易検査によるスクリーニングを行うことが望ましいです．表のような症

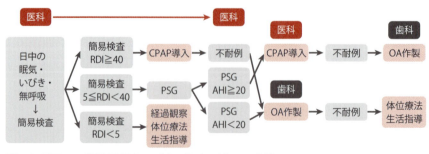

図　わが国での保険適用上のOSA治療の流れの実際

表　閉塞性睡眠時無呼吸症を疑う所見

症状	眠気，集中力の低下，抑うつ状態，早朝の不定愁訴（頭痛，倦怠感），強いいびき・無呼吸（家族からの指摘も多い），頻回の夜間覚醒・夜間頻尿，夜間呼吸困難（窒息感）
身体所見	肥満，小顎症，扁桃肥大，軟口蓋低位
血圧特性	治療抵抗性高血圧，早朝高血圧，夜間高血圧
検査所見	左室肥大（特に診察室血圧と家庭血圧が正常例），心不全，夜間発症の心血管イベント（心房細動，心室不整脈を含む），メタボリックシンドローム，慢性腎臓病，透析

文献1を参考に作成.

候はOSAを疑う症候です．この時点で睡眠専門施設へ紹介する場合もあれば自施設で検査を施行する場合もあるでしょう．

2 簡易検査 ➡第4章3

　簡易検査を行うための簡易睡眠時呼吸検知装置は患者さんが自宅に持ち帰って自身で装着できる携帯型の検査機器です．これによりOSAの有無をスクリーニングします．呼吸障害指数（RDI）や3％ODI（酸素飽和度低下指数）が5以上ではOSAの可能性が高いと考え，終夜睡眠ポリグラフ（PSG）検査のできる施設への紹介を考えます．ただし，簡易検査でRDIが40以上で，すでに最重症のOSAである可能性が高いと判断できる患者さんでは，わが国の保険適用上，PSGを施行せずにCPAPを導入してよいことになっています．なおRDIが5に満たない場合でも簡易検査の感度が不十分であることから眠気などの自覚症状があれば積極的にPSGを受けることを勧めるべきと考えられます．

3 PSG ➡第4章3

　PSGは通常睡眠専門の医療機関で入院で行われます．PSGで無呼吸低呼吸指数（AHI）が5以上で，日中の眠気や熟睡感欠如，窒息感による中途覚醒などの症状があったり，他者からのいびきの指摘があったりする場合，高血圧，気分障害，心血管疾患，2型糖尿を合併している場合などにOSAと診断します（➡第3章1-1）-①）．また，症状や合併症がなくても，AHIが15以上で閉塞性イベントが50％以上を占めていればOSAと診断できます．重症度

は，5≦AHI＜15で軽症，15≦AHI＜30で中等症，AHI≧30で重症と判定されます．いびきで受診されAHIが5に満たない場合は，単純いびき症の可能性が考えられますが，OSAを伴わないいびき症でも心血管系疾患合併のリスクがありうるという報告があること，将来体重増加や加齢によりOSAへの移行がありうることから慎重に経過観察する必要があります[2]．

4 治療

PSGでAHI≧20では，過去の研究で生命予後に悪影響を与えることが示されていることなどから[3]，わが国ではCPAP療法の保険適用となっており，積極的にCPAPの導入を勧める必要があります．一方，AHIが5以上で20に満たないOSAのケースでは，マウスピース（口腔内装置：OA）の保険適用となり，医科から歯科へ睡眠検査の結果を添付して紹介することで，歯科にて健康保険にて作製が可能です．なお，簡易検査であってもRDIが40以上であれば，PSGを行わなくとも重症であると判断できることから，CPAPの保険適用となります．CPAPを導入しても不快感などから使用継続ができない患者さんで，比較的重症度の低い患者さん，BMIの低い患者さんではOAの効果が期待できる場合も多いため移行を検討してもよいでしょう．いずれの場合も治療を導入後はやりっ放しにせず，効果を再評価する必要があります．PSGでの評価が理想的ですが，6カ月に1回を限度に簡易検査による評価も保険適用となっています．

参考文献

1) 「高血圧治療ガイドライン2014」（日本高血圧学会高血圧治療ガイドライン作成委員会/編），ライフサイエンス出版，2014
2) Chang JL & Kezirian EJ：What are the health risks of untreated snoring without obstructive sleep apnea? Laryngoscope, 123：1321-1322, 2013
3) He J, et al：Mortality and apnea index in obstructive sleep apnea. Experience in 385 male patients. Chest, 94：9-14, 1988

1 睡眠時無呼吸症

1）単純いびき症・閉塞性睡眠時無呼吸症

② 生活指導

玉岡明洋

　閉塞性睡眠時無呼吸症（OSA）において，持続陽圧呼吸（CPAP）やマウスピース（口腔内装置：OA）が有効です．しかしながら，その増悪因子や合併症のリスクを少しでも軽減するために生活指導があわせて重要であることは言うまでもありません．日本人のOSAにおいては骨顔面形態が最も大きなリスク要因と言われていますが，その他のリスク要因のうち特に肥満は改善可能であり，生活指導として減量を勧めることはきわめて重要と言えます．ここではOSA患者さんに推奨すべき生活上の留意点について説明します．

1 減量指導

　OSAの患者さんを対象にした減量療法の効果を検討した研究はいくつかありますが，食事療法や運動療法がOSAにおけるAHI（無呼吸低呼吸指数）やODI（酸素飽和度低下指数）にどのような改善効果をもたらすかを検討したメタアナリシスがあります[1]．7つのRCTにおいて研究間でかなりのばらつきはあるものの，減量プログラムはAHIの6.04の低下（95％信頼区間 −11.18，−0.90）と関連していました．また9つの非対照前後比較試験ではAHIの12.26の有意な低下（95％信頼区間 −18.51，−6.02）を認め，4つの非対照前後比較試験では4％ODI（4％酸素飽和度低下指数）の18.91/時間の有意な低下を示していました．痩せればOSAが完全に治るとまでは言えませんが，軽症化は期待できます．米国の男性を対象にした研究では，10％の体重減少で26％のAHIの減少が得られたという報告があります[2]．減量によりCPAP治療から離脱してOAへの治療に移行できた例もあります．糖尿病や脂質異常などの合併症の改善も目標に，肥満のあるOSA患者には積極的に減量を勧めるべき

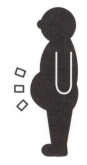

でしょう．実際には減量は，言うはやすく行うは難しです．まずは患者さんに減量がOSAの治療にとって意味があるものであることをくり返し説明することが重要です．理想的には，まずは栄養士による栄養相談を受けてもらい，食生活の見直しをしてもらうことが重要です．また睡眠障害の患者さんでは夜遅くに食事や間食をしてしまう人が多いため，そのような食習慣をやめるためにもCPAPなどの機器を早めに装着し，早く寝てしまうことを勧めることも大切と言えるでしょう．

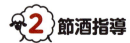 節酒指導

アルコール摂取は上気道開大筋群の筋緊張を低下させ，気道閉塞の悪化を招くため，OSAの悪化をもたらします．しばしばアルコールを睡眠薬代わりに飲む人がいますが，アルコールは一見寝付きをよくするものの中途覚醒を増やし，トータルでは睡眠の質を悪化させます．OSAの患者では，いわゆる寝酒を避けるよう指導しましょう．

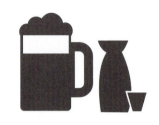

禁煙指導

タバコは一見，OSAとは無関係に思われるかもしれませんが，危険因子の1つです．タバコを吸ったことがない人に比べて，現喫煙者ではいびきの相対危険度が2.29倍，中等度以上の睡眠呼吸障害の相対危険度が4.44倍と有意に高いことがわかっています．ただし過去の喫煙は睡眠呼吸障害との関連はなかったとされています．喫煙に伴う上気道粘膜の炎症などが気道狭窄を助長することが1つのメカニズムと考えられ，OSAの患者さんには禁煙指導を行うべきです[3]．ニコチン依存症として禁煙外来での保険治療を積極的に勧めましょう．例えば，バレニクリン（チャンピックス®）を用いた禁煙治療の4週目で80％近い成功率が得られています．

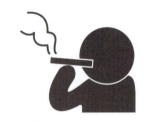

4 睡眠薬の適正使用

　OSAの患者さんの症状としては日中の強い眠気がよく知られていますが，不眠や中途覚醒，抑うつなどもしばしばみられ，これらの症状を訴えて一般内科などを受診する患者さんも多いと思います．背景に潜んでいる可能性のあるOSAを考慮せず，安易に睡眠薬を処方することは，特にベンゾジアゼピン系などでは筋弛緩作用により，上気道開大筋の筋緊張を低下させOSAを悪化させる可能性があるため注意が必要です．

1) Araghi MH, et al：Effectiveness of lifestyle interventions on obstructive sleep apnea (OSA): systematic review and meta-analysis. Sleep, 36：1553-1562, 1562A-1562E, 2013
2) Peppard PE, et al：Longitudinal study of moderate weight change and sleep-disordered breathing. JAMA, 284：3015-3021, 2000
3) Wetter DW, et al：Smoking as a risk factor for sleep-disordered breathing. Arch Intern Med, 154：2219-2224, 1994

1 睡眠時無呼吸症

1）単純いびき症・閉塞性睡眠時無呼吸症

③ 体位療法

玉岡明洋

 ## OSAと体位依存性

　仰臥位でいびきをかいている人を側臥位にするといびきが治まるということはしばしば経験されると思います．閉塞性睡眠時無呼吸症（OSA）において仰臥位時に優位に上気道閉塞が悪化する患者さんがいます．このようなOSAを体位依存性OSA（POSA）とよび，仰臥位時のAHI（無呼吸低呼吸指数）が非仰臥位時に比べて2倍以上となる場合とする定義が広く使用されており，約50～60％のOSA患者さんが該当すると言われています[1]．このような患者さんの特徴として，若年例，比較的軽症例，BMIが低いことがあげられています．

 ## OSAに対する体位療法

　OSAの治療に持続陽圧呼吸（CPAP）やマウスピース（口腔内装置：OA）が有効であることはもちろんですが，不快感や顎関節への負担などしばしば継続使用ができなくなる患者さんも多くいます．そのような患者さんで体位依存性がみられるときは，体位療法すなわち側臥位睡眠の促進が有効と考えられます．

　POSAの治療には以前からテニスボール療法（図）などが有効とされてきました．これは，パジャマなどの背面にポケットを縫い付けテニスボールを入れることで，仰臥位をとろうとするとこれが背中に押しつけられ不快に感じるため，自然と仰臥位を避けるようになるというものです．過去の研究では，テニスボール療法が，OSA患者の24時間血圧も改善したという報告もあります[2]．それ以外にも側臥位を推進する枕やクッション，仰臥位時アラームなど工夫された装置も開発，販売されていますが，どの方法が優れているか確立されたエビデンスはないのが現状です[3]．

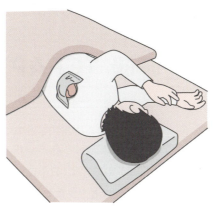

図 テニスボール療法
テニスボールを背中に貼り付けて寝ると，仰臥位になったときに背中に違和感を感じるため自然に仰臥位を避けて眠る習慣がつくようになる．

　また側臥位には鼻腔の通気性に対する効果も期待されます．鼻中隔弯曲症などでは鼻中隔が突出し鼻閉がある側を上にすると鼻腔の通気性が改善され，呼吸がしやすくいびきが軽減される可能性があります．通常の枕は仰臥位で首の位置が楽になるように作られており，6〜8cmの高さが多いですが，側臥位にはそれよりさらに5cm程度高めがよいと言われています[4]．このように側臥位睡眠を促進するために患者さん自ら工夫していただくこともできます．CPAPやOA不耐例の患者さんなどでは側臥位睡眠の指導も検討しましょう．

参考文献

1) Cartwright RD：Effect of sleep position on sleep apnea severity. Sleep, 7：110–114, 1984
2) Berger M, et al：Avoiding the supine position during sleep lowers 24 h blood pressure in obstructive sleep apnea (OSA) patients. J Hum Hypertens, 11：657–664, 1997
3) Randerath WJ, et al：Non-CPAP therapies in obstructive sleep apnoea. Eur Respir J, 37：1000–1028, 2011
4) 葛西隆敏，他：Question SASの体位療法とは？ 睡眠時無呼吸症候群者にどんな体位で寝るように指導したらいいですか？ Q&Aでわかる肥満と糖尿病, 4：459–461, 2005

1 睡眠時無呼吸症

1）単純いびき症・閉塞性睡眠時無呼吸症

④ 持続陽圧呼吸（CPAP）療法

藤江俊秀

　閉塞性睡眠時無呼吸症（OSA）の患者は，日中の眠気や集中力の低下，ベッドパートナーからのいびきの指摘などを主訴として外来を訪れることが多いです．近年は，交通事故をはじめとする労働災害のリスクであることが認識され世間の注目を集めてきたことや，メタボリックシンドロームなどの生活習慣病としてのOSAがクローズアップされてきたことから，本人の自覚症状のあるなしにかかわらず，会社でのスクリーニング検査や他疾患通院中に他科の医師からの指摘により来院されることが増加してきたように思われます．OSAに関しては病態生理が複雑なため，各症例に合わせた対応が必要です．

1 CPAP療法

　OSAの標準治療はCPAPです．CPAPの本邦での保険適用は，無呼吸に伴う症状（いびき，日中の傾眠，起床時頭痛など）があることに加え，終夜睡眠ポリグラフ（PSG）検査にてAHI≧20，簡易検査でRDI≧40のようになっています．CPAPの機器は鼻呼吸が前提であり，口呼吸が習慣になっている患者にとっては受け入れがたい場合もあるため，医療従事者のサポートが重要です．

2 CPAPの効果

　最初はCPAPを受け入れがたい患者でも徐々に受け入れられる場合もあり，最初から治療がうまくいく患者もあります．うまくいった場合には，自覚症状としてのいびきや日中の眠気，早朝頭痛などが改善します．CPAPの効果に関しては多数の論文がみられますが，2005年のLancet誌に掲載された長期観察研究によれば[1]，未治療の重症OSA群のみ予後が不良であり，CPAP治療が行われた群では軽症OSA群の予後とほぼ同等になるとの結果が出てい

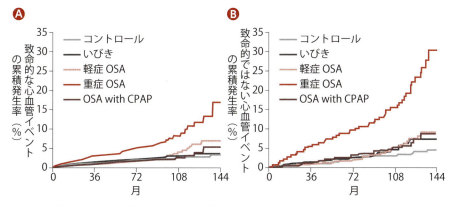

図 心血管イベントに対するCPAPの効果
重症OSA患者においてもCPAPを使用することにより軽症患者と同様の心血管イベント発生率になる.
文献1より引用.

ます（**図**）．しかし，2017年にJAMA誌に掲載された無作為臨床試験のシステマティックレビュー，メタアナリシスでは[2]，CPAP治療が心血管疾患のリスクを減少させなかったとの報告がされました．この研究ではCPAPの使用時間でサブグループ解析をしていますが，4時間以上の装着しているグループでは，有意差はないものの不均一性なくCPAPが有効であるとされており，アドヒアランスが治療効果の成否にかかわっていることが伺われます．

そのため，漫然とした継続治療はせず，アドヒアランス向上をめざして診療にあたることが必要です．

3 CPAPの治療の流れとアドヒアランス

CPAPはマスク，ヘッドギア，ホース，機器本体からなり，薬剤などと違い大がかりになることもあるので，はじめて目にした患者は戸惑うことも多いです．つまり治療に対する受け入れと，どの程度使用できるかが重要な問題となります．実際の流れとしては，マスクなどのインターフェイスのフィッティング（この際自分で取り外しが容易な方法でできるよう指導する）をし，CPAPのタイプを決定します．近年は至適圧を自動調整する自動CPAPが主流となっていますが，PSGで至適圧（無呼吸がなくなる圧力）を調整（タイトレーション）したうえで，固定圧にして行う方法もあります．開始1〜2週間程度の使用状況で，その後の治療継続できるかが決まるため，開始時の説明

には時間をかけ丁寧に患者の質問に答え，徐々に慣れていくこと，マスクの変更や圧設定の変更などが可能であることを説明します．

1日4時間以上の装着時間を，週5日程度（70〜80％）使用できていればアドヒアランス良好とする基準が用いられています．つまり，使用頻度がこれより高いと治療効果が期待できます．

① アドヒアランスに影響を及ぼす因子

患者のOSAに対する理解度，CPAPに対する拒絶反応，意欲，自覚症状の有無，鼻閉などの耳鼻咽喉科疾患の合併の有無，マスクを含むインターフェイスの装着感，社会経済的な要因などがアドヒアランスに影響を及ぼします．

② アドヒアランスを向上させるために

固定CPAPより自動CPAPの方が，アドヒアランスがわずかにいいとも言われています．適正圧が高い場合には，呼気のCPAP圧をリリーフする機能を適応したり，緩徐に圧を上げていくランプ時間を利用する方法などがよくとられます．最近はマスクの形状も多数あるので，患者さんと相談しながら，根気強くCPAPを継続していく必要があります．具体的な対処法については**表**を参照してください[2]．

４ CPAP内蔵モニターの解釈の注意点

CPAPの治療器は，内蔵の気流センサーで呼吸イベントをモニタリングしています．PSGで測定したAHI（無呼吸低呼吸指数）と内臓モニターによるAHIとでの相関をみることは有用ですが，結果の解釈には注意すべき点がいくつかあります．①PSGにおける呼吸イベントは，エアフローと酸素飽和度の低下により判定されますが，内蔵モニターではエアフローのみであり，気流の変化が緩徐の場合には感知しないことがあります．これは過剰にタイトレーションしないことを意図しています．②CPAP治療器では，覚醒中のイベントも含まれてしまいます．③CPAP治療器は，リークが多い際に呼吸イベントと判断することがあり，気流が増加してしまうことがあります．④脳波をつけた状態で人間の目で確認していないため，実際呼吸イベントでないものもカウントしている場合があります．以上に注意しながらモニターを解釈する必要があります．

表 CPAPのよくある問題と解決法

問題	考えられる原因	考えられる解決法
鼻の炎症/鼻づまり/鼻漏	空気の乾燥	加湿
	慢性鼻炎 アレルギー性鼻炎	鼻粘膜充血除去薬，点鼻ステロイド， 抗ヒスタミン薬
喉や口腔の乾燥	空気の乾燥	加湿
	口から漏れている	顎固定具の使用 フルフェイス型インターフェイスの使用
耳の痛み	圧が高すぎる	PAPのレベルを確認する PAPのレベルを下げる 自動もしくは2相性PAPを試してみる
	鼻づまり	鼻粘膜充血除去薬，点鼻ステロイド
胃の膨満感や胸の不快感	空気の嚥下 圧が高すぎる	PAPのレベルを下げる 自動もしくは2相性PAPを試してみる
閉所恐怖症	不安	脱感作 抗不安薬
	インターフェイスの違和感	インターフェイス装着感の最適化
鼻の圧痛	インターフェイスがうまく装着されていない	ヘッドギアを再調整する インターフェイスのサイズや形状を変更する 肌を保護する インターフェイス装着について患者の理解度を確認
目の炎症	インターフェイスからの空気漏れ	ヘッドギアを再調整する インターフェイスのサイズや形状を変更する インターフェイス装着について患者の理解度を確認
肌のしわ	ヘッドギアの調整が不適切	ヘッドギアを再調整する インターフェイスのサイズや形状を変更する インターフェイス装着について患者の理解度を確認
皮膚の炎症	インターフェイスに対して過敏	ピロータイプインターフェイスを試してみる
	ヘッドギアの調整が不適切	ヘッドギアを再調整する
	汗疹	加湿器の温度を下げる ピロータイプインターフェイスや肌保護を試してみる
空気の漏れ	インターフェイスやヘッドギアが大きすぎる	インターフェイスやヘッドギアの交換
	インターフェイスがうまく装着されていない	ピロータイプインターフェイスに変えてみる
	ヘッドギアの調整が不適切	ヘッドギアを再調整する
	圧が高すぎる	圧の設定を確認する 圧の変更を考慮する 自動もしくは2相性PAPを考慮する
	顔の毛が邪魔になっている	ピロータイプインターフェイスを試してみる 剃る

文献3より引用.

CPAPは導入すれば終了とはならず，患者の訴えを聞いて対処していくことが重要です．

参考文献

1）Marin JM, et al：Long-term cardiovascular outcomes in men with obstructive sleep apnoea-hypopnoea with or without treatment with continuous positive airway pressure: an observational study. Lancet, 365：1046-1053, 2005

2）Yu J, et al：Association of Positive Airway Pressure With Cardiovascular Events and Death in Adults With Sleep Apnea: A Systematic Review and Meta-analysis. JAMA, 318：156-166, 2017

3）Allen KY, et al：The Clinician's Guide to PAP Adherence. American Association for Respiratory Care. 2009
https://c.aarc.org/education/pap_adherence/pap_adherence.pdf

❶ 睡眠時無呼吸症

1）単純いびき症・閉塞性睡眠時無呼吸症

⑤ マウスピース（口腔内装置：OA）治療

秀島雅之，古畑　升

1 OA治療とは

1 OAの適応症

　OA治療は，CPAP（持続陽圧呼吸）治療とともに閉塞性睡眠時無呼吸症（OSA），単純いびき症，上気道抵抗症候群（UARS）の治療法として用いられます．適応基準としては，終夜睡眠ポリグラフ（PSG）検査でAHI（無呼吸低呼吸指数）＜20，簡易検査でRDI（呼吸障害指数）＜40にてCPAP治療が保険適用外の場合，CPAP治療に適応できずに脱落の場合，出張や旅行時にOA装着を希望する場合などが挙げられます．OA治療の適応基準はOSA軽症から中等症と言われますが，上述のようにCPAP治療の脱落者や併用希望者には重症例も含まれます．

2 OA治療は信頼できる治療法か？

　CPAP治療とOA治療の比較では，CPAP治療の方がAHIの改善度などで優れており，特にBMIの高い症例では効果の高いことが知られています．

　しかし近年のCPAP治療とOA治療の比較研究では，endpointを心血管死とした約6年間の調査において，OA治療者の残存AHIはCPAP治療者より明らかに高い（16.3±5.1 vs 4.5±2.3/h）ものの，2グループ間の死亡率に差はなく，重症OSA症例ではCPAP，OAとも，致死的な心臓血管イベントを減少させる効果的療法であることを示唆する結果でした[1]．

　また，OSAは血圧高値と関連し，心血管リスクの増大に結びつく可能性が指摘され，システマティックレビューとメタアナリシスの結果，CPAP・OA治療間での降圧の統計的な有意差はなく，いずれの治療法でも同等の降圧効果を得られることが示されました[2]．

　さらに判定に健康関連QOLの指標であるSF-36を用いて，OSAに対する

CPAP治療とOA治療の効果をメタアナリシスで比較した研究では，両群のSF-36スコア改善効果に統計学的有意差は認められませんでした[3]．

このようにOA治療はCPAP治療と比較して，信頼できる治療法であると言えます．

2 OAの作用機序と種類

① OAの種類

OAの作用機序は**Q31図1**に示すように，OA装着により下顎を前方に牽引し，沈下した舌根を引き上げ軟口蓋と咽頭後壁との間を広げることによって，睡眠中の気道を広げ呼吸が止まるのを防止します．

現在OAの種類は把握できない程多くあり，大きく分類して，舌を前方に出す舌前突型OA（TAD）と下顎を前方に移動させる下顎前突型OA（MAD）とに分けられます（**図1**）[4]．しかし，舌前突型OAは舌を陰圧で前方に保持するため，舌の痛み，痺れなどの不快症状を伴い，現在はほとんど使用されません．

② 下顎前突型OAの分類

下顎前突型OAには**図1**に示すように，上下顎の一体型（上下一体型：mono block type）と，上下が別々の型（上下分離型：dual block, bi-block）とがあります．

1）上下一体型OA

上下一体型OAは上下顎が固定され，下顎を自由には動かせず，下顎の位置を調整する場合も簡単には行えません．本邦の保険適用OAは上下一体型（平成28年度の保険診療報酬改定で分離型も可能となった）のため，技工段階で上下OAを別々に作製し，チェアーサイドで上下OAを試適・調整後，即時重合レジンなどで仮着して一体型とします．

2）上下分離型OA

現在，本邦では上下一体型OAが主流ですが，海外では下顎の位置が調節可能な，上下分離型OAが主流です．その種類は多種多様ですが，上下顎のOAをアタッチメント，ゴム，スプリングなどで連結し，下顎を前方牽引す

228 いびき!? 眠気!? 睡眠時無呼吸症を疑ったら

上下一体型	
上下一体型ハードタイプ ・主に保険適用 ・熱可塑性樹脂（PETG）の硬いプレートを圧接して製作 ・上下別々に製作し，口腔内で固定	**上下一体型ソフトタイプ** ・熱可塑性軟性樹脂（EVA）などを使用 ・模型上で上下一体で製作 ・保険適用も可 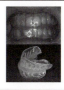

下顎前突型OA

上下分離型

   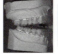

サイレンサーSL	**ソムノデント**	**TAP-T**
・上下別のOAをコネクターを介して連結 ・2層構造のラミネートタイプ，外層は硬いPETG，内層は軟らかいTPU ・開口時にコネクターが下顎の後退を防止	・上下OAは完全分離 ・咬合時に誘導板が下顎を前方に誘導 ・2層構造のラミネートタイプで堅牢で，破損しにくい ・調節ネジで前方移動量を調整できる	・上下OAは前歯部フックを介して固定 ・調節ネジで前方移動量を調整できる ・下顎を前突させると，フックは容易に外れ開口できる

舌前突型OA

・上下口唇で保持される
・舌尖を筒内に挿入し，陰圧で舌を前方牽引して，気道の開大をはかる
・無歯顎・少数歯残存例に有効

 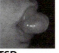

aveo TSD　　　　　TRD

図1　OAの分類〈巻頭カラー-❸〉

下顎前突型と舌前突型に大別されるが，舌前突型は口唇，舌などの軟組織に維持を求めるため，効果が不確定なので，下顎前突型が主流である．
文献6より改変して転載．

るタイプが多くみられます．下顎は開口可能で側方運動もでき，下顎の前方誘導量は調整可能なものが多く，顎関節への負担を軽減します．またOAの材質も軟質材料を用いたり，外側は硬質材料，内側は軟質材料の2層構造として，歯列へのフィット，装着感を高めたりしています[2, 3]．

3）OAの選択

　OAは2004年より保険適用となり，上下一体型のみに制約されましたが，2016年より上下分離型も保険適用可となりました．上下一体型では唾液過多となる，夜中に咳が出る，口呼吸ができないことへの不安を抱く症例には，上下分離型が有効となります．逆に開口により口腔内乾燥を訴える症例には，上下一体型を選択するとよいでしょう．個々の症例に応じた丁寧な対応が，

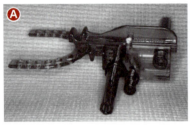 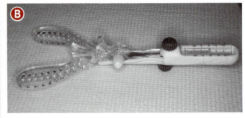

図2　下顎前方咬合位決定用治具〈巻頭カラー❹〉

❶アンドラゲージ（ザイコア社）．可動範囲は前後12 mm，左右6 mm，上下5 mm．❷SOMGuage（ソムノデント社）．矯正咬合用治具ジョージゲージを改良し，前後だけでなく上下方向の調節も可能とした．

OA治療のアドヒアランスの向上につながります．

3 OAの材料

　　OA本体の多くは硬質のアクリルレジン，熱可塑性材料，軟性の弾性材料などで作られ，維持力は歯列のアンダーカットを利用します．

　　保険適用の上下一体型ハードタイプのOAに適用される硬質材料のエルコジュール（Erkodur：Erkodent Pfalzgrafenweiler社；ドイツ）は，医療用低温熱可塑性樹脂板のなかで最も普及率の高い材料です．主な組成はポリエチレンテレフタレートグリコール（PETG）で，専用の加熱吸引成型器（ErkoForm-3D）を用いて，歯列模型に圧接成型して作製します[5, 6]．

　　一方，軟質材料としてはエチレンビニルアセテート（EVA），熱可塑性ポリウレタン樹脂（TPU）などが用いられ，弾性があるため歯列や顎堤のアンダーカット部を深く利用できるので，OAの維持・安定を得られます．

　　外側は硬質，内側は軟質材料の2層構造のラミネートタイプのプレートもあり，OAの強度と維持力，装着感の向上を図ることができます[5, 6]．

4 上下一体型OAの臨床ステップ

　　歯科の初診時には医科からの紹介状と睡眠検査結果をよく確認し，問診，治療説明などを行い，顎口腔の状態を精査します．その後に上下顎歯列の印象採得，下顎前方位での咬合採得を行います．

　　咬合採得は専用の治具（**図2**）を用いて下顎を前方に誘導し，咬合採得材を注入して採得します（**図3**）[5, 6]．このステップは下顎・舌を前方に牽引し

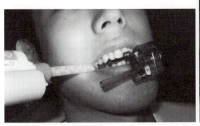
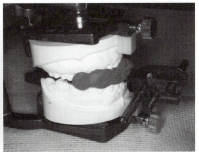

図3 下顎前方位の決定（タイトレーション），咬合採得と咬合器装着
専用治具で下顎前方位を決定し，咬合採得材を注入して，顎間記録を採得．

て気道を広げ，さらに上下臼歯部間のOAの厚み（3〜4 mm）の確保，顎関節への負担，口唇閉鎖を配慮して下顎前方位を決定するため重要です．下顎前方位の設定・調整をタイトレーション（titration）とよび（🐑8-2）下顎前方位の設定・調整を参照），どの程度下顎を前方に移動させるかは，いびき音テスト[7]で音の小さくなる位置や，専用治具で最大前方滑走距離の2/3〜70％の位置[8, 9]を目安として行います．前方移動量の平均は男性7〜8 mm，女性6〜7 mmとなります[10]．

上下顎作業用模型を作製した後，咬合採得時の顎間記録を介在させ，咬合器に装着し，上下顎OAを別々に作製します．2回目の診療時に口腔内で上下歯列にOAを試適し，適合・維持力を調整し，初回で記録した前方位に下顎を誘導して，上下OAを即時重合レジンで仮固定します．その際，左右臼歯部頬側に即時重合レジンを一層流しますが，前歯部は上下顎間を塞がずに開けておきます（図4）．これは呼吸のためよりも，舌を前突させ咽頭部の開放を図るためです[4〜6]．

3回目以降の診療でOA装着による顎関節などの不具合がなく，使用頻度も高く，いびきの軽減，熟睡感などの自覚症状の改善を確認できたら，紹介元の医療機関にOA効果の判定を依頼します．

🐑5 上下一体型OAの製作法

1）上下一体型OAの設計

上下一体型OAでは，装着時に開口した際，OAが上顎に固定され，下顎か

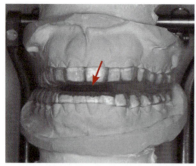 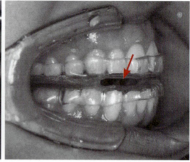

図4　上下OAの臼歯部と前歯部の状況 〈巻頭カラー❺〉
臼歯部は上下顎間を蝋堤状に埋めておき，前歯部は開放しておく（➡）．

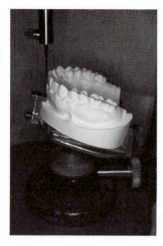

図5　上顎OAの着脱方向の決定
前歯部歯軸が着脱方向と一致するよう，模型を後方に傾斜させると，OAの維持力が増す．

ら外れるよう維持力を調整します．それには模型上で上顎OAは維持力をきつめに，下顎は緩めに作製します．

　そこでOAの設計では，サベイングにて石膏模型上で上下顎OAの着脱方向を決定し，アンダーカット部にOAの維持力を求めます．上顎は前歯部が唇側傾斜しているため，模型を後方に傾けるとサベイラインが歯頸部寄りになり，OAの維持力が増します（図5）．逆に下顎は咬合平面にほぼ平行に設定し，上下OAを一体にした際，開口時に下顎から外れるよう設計します．

　さらにOA外形線は上顎ではサベイラインを越えて，歯頸側まで延ばし，アンダーカットを利用して維持力を強化し，下顎はサベイライン上に設定すると，下顎が上顎より先に外れ調整しやすくなります（図6）．

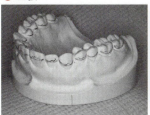 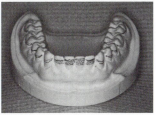

図6　上下OAの外形線の違い
Ⓐ上顎はサベイラインを越えて，歯頸側に延ばし，アンダーカットを利用して維持力を強くする．Ⓑ下顎はサベイライン上に外形線を設定すると，下顎が上顎より先に外れ調整しやすくなる．ただし，前歯部は正中より破折しやすいため，外形線を歯頸側に延ばし，サベイラインより下方はブロックアウト表記（クロス線）する．

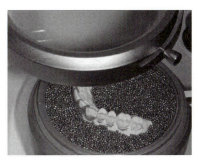

図7　加熱吸引成型器による樹脂プレートの圧接〈巻頭カラー❻〉
専用の加熱吸引成型器（ErkoForm-3D）で，2 mm厚の樹脂プレート（エルコジュール）を模型に圧接．模型は歯列部以外の部位を金属グルー（小球）で被覆し，加圧器に固定する．

　OAの外形については，長期使用で歯の挺出，歯列移動などが生じないよう，残存歯列の咬合面をすべて被覆するのが原則です．OA辺縁の位置については歯列を浅めに被覆するタイプから，歯肉まで被覆する深いタイプまでありますが，OAの維持力の調整，歯肉のトラブルなどを配慮すると，辺縁の浅めのOAが推奨されます（**図4**）[4,5]．

2) OAのプレート圧接，成型

　OAの設計が決定したら，熱可塑性樹脂プレートを加熱吸引成型器に装着し，模型を固定してプレートを加熱・圧接します．模型のアンダーカット部をシリコーンパテでブロックアウトし，模型の歯列以外を金属粒で被覆（**図7**）すると，圧接後に模型を破損することなく，プレートを容易に除去できます．
　樹脂プレートは通常 2 mm 厚のハードタイプを使用し，咬合力が強いブラキシズムを伴う場合には 3 mm 厚を使用し，逆に開口量を狭め違和感の軽減

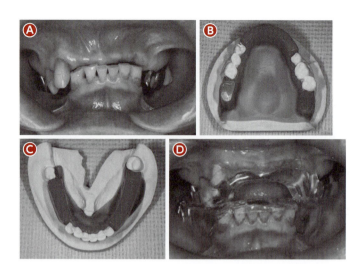

図8 上下部分歯列欠損（義歯装着者）症例の咬合床を用いたOA作製法
咬合時に上下歯列が接触しないすれ違い咬合（Ⓐ）で，咬合記録が困難なため，上下歯列印象より咬合床（Ⓑ，Ⓒ）を製作し，下顎前方位で義歯に準じて咬合採得．樹脂プレートとクリアレジンで上下別々のOAを製作し，口腔内で上下OAを固定（Ⓓ）．

を図る症例では1.5 mm厚を使用します．加圧した樹脂プレートは冷却後，歯列周囲模型から除去し，トリミングして成型します．OAの成型を終えたら咬合器に装着し，上下OAの臼歯部咬合面は，口腔内で操作しやすいよう咬合床のリム（蝋堤）状の形態にして，上下臼歯部間の空隙を即時重合レジンで埋めます（図4）．一方，前歯部は臨床ステップで前述したように，舌が前突できるよう上下顎間は塞がず開けておきます（図4）．

6 欠損歯列症例のOAの製作法

前歯部欠損，すれ違い咬合を伴う欠損歯列症例では，義歯作製と同様に咬合床を使って下顎前方位の咬合採得を行い，上下OAを別々に作製します（図8）[4, 5]．前歯部欠損症例では，OAの前歯部を十分開放しておくと，OSAの改善に有効となります．

また上顎全部床義歯症例では，まず使用義歯を利用して義歯上に上顎OAを作製し，仮OAの効果を診てから義歯を利用しない最終OAを作製すると，効率よくOA療法を進めることができます（図9）．

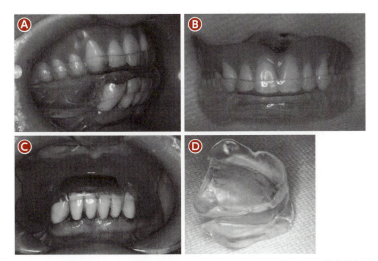

図9　上顎無歯顎，下顎部分歯列欠損症例の上下一体型OA作製法
上顎が無歯顎の場合，まず使用義歯を利用して義歯上で，仮の上顎OAを作製．下顎OAは通法に従って作製し，上下OAを固定，使用義歯と一緒に上下OAを装着（Ⓐ，Ⓑ）．仮OAの効果を確認し，その後に義歯を利用しない最終上下OAを作製する（Ⓒ，Ⓓ）．

7 上下分離型OAの臨床

　　上下分離型OAは上下一体型OAと比較して，臨床ステップに大きな違いはありません．上下顎が分離しているため，一体型のような維持力の調整もほとんど必要なく，下顎の前方移動量も容易に行えます．そこでまず上下一体型OAを装着し，効果を確認してから上下分離型OAに移行するとよいでしょう．また一体型OAで違和感，顎関節痛などを伴う場合にも，上下分離型OAにより解消することも少なくありません．

8 OA装着後の管理と治療効果判定

1）医科へのOA効果判定の依頼

　　OAを装着して十分調整を行い，毎晩問題なく装着できるようになれば，その効果の判定を紹介元の医療機関に依頼します（詳細➡第2章③）．

　　OA装着によりAHI，SpO_2などの十分な改善を確認できたら，上下一体型OAでは上下顎を本着します．効果が不十分の場合は，上下一体型・分離型ともに下顎の前方移動量を増やすなどの処置を検討します．

効果判定の目安として，軽度から中等度のOSAではAHI＜5なら寛解，AHI＜10なら効果あり，中等度から重度のOSAでは，OA装着時のAHIが装着時の半分以下になれば効果ありと判定するのが一般的です[7]．

2）下顎前方位の設定・調整（titration：タイトレーション）

OA治療において『上気道の拡大および気道抵抗の減少は，下顎の前方移動量に依存する』[8]との考えに基づき，下顎のtitrationはOAの効果に最も影響する重要な要素です．OAを製作し評価する際，最初のtitrationでOAの有効度を決定してしまうことはできません．OAの効果が十分でないときには，再titrationが必要となるため，OA製作時のtitrationの記録は必要不可欠です．また長期経過において下顎の前方移動量の変化を調べるときや，OAの再製作時などにも，記録と再現性は必要となります．

titrationの設定については，文献的には下顎の最大移動量の70％[8〜11]を参考にしますが，BMI高値の場合には，この位置では効果が低いため再titrationを行い，下顎をより前方に修正する頻度が高くなります．一方，顎の疼痛などの訴えがある場合には，下顎を後退させることも稀にあります．

3）OA使用上の注意点，清掃，手入れ

OAの使用法，取り扱いについては，徐々に夜間の装着時間を延ばし，OAに慣らすこと，OAを外したら歯とOAの清掃を，欠かさず行うよう指導します（➡第1章Q40）．起床時の顎の張り，咬合違和感と，その対処法の説明も重要です（➡第1章Q37〜39）．OAは研磨剤を含まない洗剤を用いて，ブラシで清掃すること，熱湯には浸けないこと，硬いプラスチックケースなどに水を張って保管することなども管理のポイントです．

4）定期検診

OA療法は対症療法のため，定期的な調整，経過観察が必要となります．歯科で定期的にOAの適合状態，残存歯列・咬合の経過観察，OAの劣化・破損を確認，調整したら，OAの効果に変化はないか，医科に睡眠検査を依頼します．定期検診は半年から1年に1回は行うのが望ましいです．

5）OA治療に伴う問題点と課題

OAを装着した際に生じやすいトラブルとして，短期的には唾液分泌過多，口腔内乾燥，起床時の咬合違和感[11, 12]，歯や顎関節・周囲筋の痛みなどが挙げられ，中・長期的には歯の移動，咬合偏位などがあります（詳細➡第1章Q37〜39）．

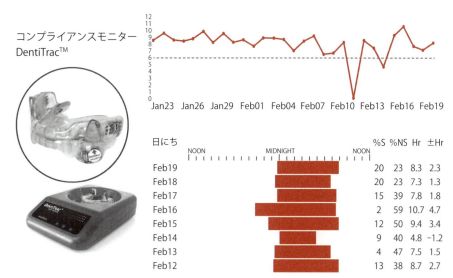

図10 コンプライアンスモニターと1週間の記録
Breabon社，ソムノメッドジャパン社より提供．

　短期的トラブルの多くはOAの調整，経過観察で解消しますが，歯や顎の不具合，痛みが残る場合には，顎関節の専門外来などへの紹介を勧めます．
　中・長期的トラブルの歯の移動，咬合偏位[11]はOA作製法に記載したように，全歯列を被覆し適合のよいOAを適用すれば，生じにくくはなりますが，それでも歯の移動や咬合偏位は生じるため，定期検診での十分なチェック，OAの調整は必要です．
　なお，**Q37**の記載にあるように，顎関節・周囲筋の痛みが生じた際には，手指での顎のストレッチによる運動療法は効果があり，さらに顎関節症などの既往のある患者には運動療法を予防的に行うことで，痛みの発症の頻度が減ったとの報告[13]もあります．
　CPAPが内臓メモリーにより装着状況をモニターできるのに対し，OA療法は自己申告のため，正確な装着時間，状況の確認が困難でしたが，近年マイクロチップなどを組み込んだシステム（**図10**）が登場しました．OAの使用時間，時間帯，睡眠体位などのデータが記録，保管され，専用のベースステーションに載せるだけで，患者情報はクラウドのデータベースにアップロードされます．これによりOAの管理指導，アドヒアランスの向上が可能となりました．社会的にも公共交通機関の運転勤務者，プロドライバーなどの安全管理上，非常に有益であると言えます．

1) Anandam A, et al：Cardiovascular mortality in obstructive sleep apnoea treated with continuous positive airway pressure or oral appliance: an observational study. Respirology, 18：1184-1190, 2013
2) Bratton DJ, et al：CPAP vs Mandibular Advancement Devices and Blood Pressure in Patients With Obstructive Sleep Apnea: A Systematic Review and Meta-analysis. JAMA, 314：2280-2293, 2015
3) Kuhn E, et al：Effects of CPAP and Mandibular Advancement Devices on Health-Related Quality of Life in OSA: A Systematic Review and Meta-analysis. Chest, 151：786-794, 2017
4) James E. Eckhart, 秀島雅之（監訳），渡邊竜登美：特別企画 睡眠時無呼吸症候群治療のための口腔内装置，いびき防止用口腔内装置の比較．歯界展望，119：689-704，2012
5) 秀島雅之，他：特集「先端歯科技工技術の開発」睡眠時無呼吸症候群の口腔内装置．歯科理工誌．35（1）（DE 196）：10-13，2016
6) 秀島雅之，他：睡眠時無呼吸症の治療のための口腔内装置．「歯科技工実習」（全国歯科技工士教育協議会/編），pp160-165，医歯薬出版，2017
7) 菊池 淳，他：UPPPの適応決定に有用な外来での簡易検査とその評価．口咽科，16：317-326，2004
8) Tsuiki S, et al：Effects of a titratable oral appliance on supine airway size in awake non-apneic individuals. Sleep, 24：554-560, 2001
9) Tsuiki S, et al：Effects of an anteriorly titrated mandibular position on awake airway and obstructive sleep apnea severity. Am J Orthod Dentofacial Orthop, 125：548-555, 2004
10) 上田龍太郎，他：顎口腔機能診断のための6自由度顎運動パラメータの検討．補綴誌，37：761-768，1993
11) Sutherland K, et al：Oral appliance treatment for obstructive sleep apnea: an update. J Clin Sleep Med, 10：215-227, 2014
12) Nakamura S, et al：Subjective and objective assessments of short-term adverse effects induced by oral appliance therapy in obstructive sleep apnea: a preliminary study. J Med Dent Sci, 56：37-48, 2009
13) Ishiyama H, et al：Effect of jaw-opening exercise on prevention of temporomandibular disorders pain associated with oral appliance therapy in obstructive sleep apnea patients: A randomized, double-blind, placebo-controlled trial. J Prosthodont Res, 61：259-267, 2017

① 睡眠時無呼吸症

1）単純いびき症・閉塞性睡眠時無呼吸症

⑥ 手術（鼻腔，咽頭，喉頭）

鈴木康弘

　睡眠時無呼吸症の治療を選択するうえで，終夜睡眠ポリグラフ（PSG）検査は耳鼻咽喉科における手術の適応を決めるために必要な指標の1つです．

　検査結果より，AHI（無呼吸低呼吸指数）20未満程度に対してはマウスピース（口腔内装置：OA）などの使用を検討し，AHI 20以上程度に対しては持続陽圧呼吸（CPAP）療法の適応になることが多いのではと考えられます．しかし，これらの治療を導入しても，特に夜間の鼻閉を主訴に，毎日行うことができなかったり，睡眠中に外してしまったりしている症例が多いのではと考えられます．これまでにも鼻閉を伴うと閉塞性睡眠時無呼吸症（OSA）は悪化し[1]，鼻閉を改善することでOSAが改善することがある[2]と報告されています．

　一般的には，鼻・副鼻腔疾患の治療だけでは睡眠時無呼吸症は改善しないと言われています[3]．しかし，**Q20**でも触れましたが，気道を構成する要素の1つである鼻で何らかの障害が生じていると，それ以外の気道に悪影響を生じる可能性があることは容易に推察できると思います．

　症例ごとに適応となる治療は異なりますので，ガイドラインのように標準化することは難しいですが，このような症状に対してはこのような治療を行っているという形で概説したいと思います．

鼻腔の手術

　重症のOSA患者に対してCPAPを導入したものの，特に夜間の鼻閉が生じてしまい，継続使用することが難しいという相談を受けることは少なくありません．

　陽圧呼吸を行うことで，その気流また乾燥などの影響で鼻炎様の症状が生じてしまい，鼻閉を自覚するようになるものと考えられます．CPAP装置に加

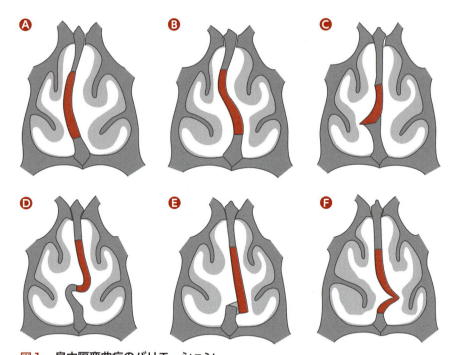

図1 鼻中隔弯曲症のバリエーション
弯曲の形態は人それぞれで異なり，症状の程度にも違いが生じる．
文献4より引用．

湿機能がついたものもありますが，実際には鼻閉に対する効果は不十分なことが多いようです．対症療法として，ステロイド含有点鼻薬や血管収縮薬入りの点鼻薬が処方されている場合が多いのですが，これらの治療でも効果がない場合，耳鼻咽喉科を受診することになります．まず鼻腔内の形態異常（鼻茸・鼻中隔弯曲症・鼻炎の有無）につき診察を行います．**図1**に示すように，鼻中隔弯曲症にはバリエーションがあり，程度の差はあるもののほとんどの人に認められる疾患です．この弯曲の程度が強くなると，通常一側性優位の鼻閉が生じます．次に鼻腔通気度検査を行い，鼻閉の程度を客観的に評価します（**図2**）．その結果に基づき，鼻茸に伴った鼻閉がある症例には内視鏡下鼻内手術，鼻中隔弯曲症症例に対しては鼻中隔矯正術，鼻炎症例に対してはレーザーによる下鼻甲介粘膜焼灼術（**図3**，重症例には後鼻神経切断術）を選択することになります．それぞれの術式に関しては成書をご参照ください．

いずれの術式でも，術後2〜4週間程度はCPAPの使用を控えた方がよいと考えています．鼻中隔矯正術を行った症例では，大部分の方がCPAPをよ

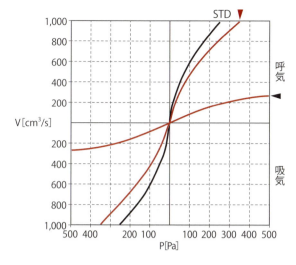

図2　鼻腔通気度検査
片側ずつ鼻閉の程度を客観的に数値化して評価する検査法．STDが標準曲線で，これから離れるにつれて鼻閉の程度が強くなることを示している．▼の症例は軽度鼻閉．▼の症例は高度鼻閉．

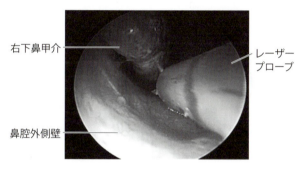

図3　下鼻甲介粘膜焼灼術（自験例）
〈巻頭カラー❼〉
下鼻甲介の粘膜の表面をレーザーで焼灼し，鼻閉，鼻汁などのアレルギー症状改善を目指す治療．

り長い時間使えるようになったと言ってくださっています．しかし，鼻炎に伴った鼻閉症状の場合は，完全に追加治療をなくすことは難しく，時にステロイド含有点鼻薬や抗ヒスタミン薬，抗ロイコトリエン受容体拮抗薬などの治療が必要になることが多いです．

2 口腔・咽喉頭の手術

　口腔や咽頭の形態は人それぞれです．まずは図4に口腔内の解剖を示します．
　一般的にOSAが生じやすい状況としては，軟口蓋の後方偏位や軟口蓋低位，口蓋垂過長症，口蓋扁桃肥大，舌根扁桃肥大，舌腫大，小顎症などが代表と考えられます．

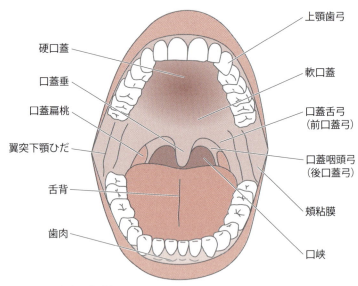

図4　口腔内の解剖

① 軟口蓋・口蓋垂の手術

　軟口蓋・口蓋垂の手術としては，レーザーによる軟口蓋切除や口蓋垂切除，これらの外科的切除などがありますが，これらを総称して口蓋垂軟口蓋咽頭形成術（UPPP）と言います（→第1章Q23）．

　このうち，口蓋垂の両端を切り上げて行う方法と，軟口蓋粘膜のみを切除して縫縮する方法（粘膜切除法，図5）の2つは **Q24** にて紹介しましたが，これら2つの手術を比較したところ，まだ症例数は少ないですが，粘膜切除法で有意な改善を認めています．症例により改善具合は異なるものと考えられますが，軟口蓋がやや後方に偏位している症例では，この粘膜切除法が特に有用であるものと考えています．

② 口蓋扁桃摘出術

　軟口蓋手術と同時に行うことが多いのが，口蓋扁桃摘出術です．口蓋扁桃肥大のみでは必ずしも手術適応とはなりませんが，OSAを合併している症例には適応があるものと考えています．口蓋扁桃肥大の程度を評価するうえで，マッケンジー分類（表1）は大切です．その大きさにより3段階に分類する方法ですが，一般的にⅡ度やⅢ度肥大で手術適応になることが多いです．

❶ 計測した後，横30 mm×縦10 mm程度の粘膜切開領域のマーキングを行う．

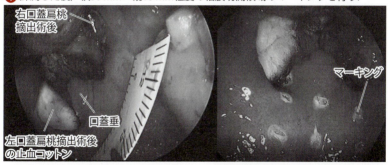

❷ 粘膜切開後

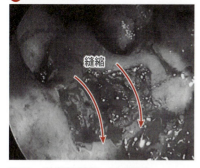

❸ 粘膜縫縮後

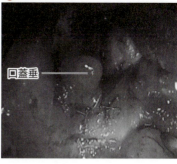

図5　粘膜切除法（自験例）〈巻頭カラー❽〉
硬口蓋軟口蓋境界部からの距離を測定したあと，症例ごとに切除範囲を計測する．粘膜のみ切除し，両端を縫縮する．

表1　マッケンジー（Mackenzie）分類

Ⅰ度：後口蓋弓より口蓋扁桃がわずかに突出しているもの
Ⅱ度：Ⅰ度とⅢ度の中間のもの
Ⅲ度：両側の口蓋扁桃が正中で接触しているもの 　　　（正中線を超えて口蓋扁桃が突出しているもの）

第4章① 図6も参照．

　口蓋扁桃摘出術を行うと，口蓋扁桃床の術後瘢痕拘縮に伴って，軟口蓋も前外側に牽引されるので，扁桃肥大が強いほど口峡の広さを拡大する効果が強いものと考えられます．そのため，軟口蓋と口蓋扁桃の手術を併用して行うことで，より効果が出やすくなります．

③ その他の手術

舌根扁桃肥大に対しては，コブレーションシステムによる減量術[5] が行われています．しかし，この手術の注意点として，術後に気道浮腫のリスクがあること，術後に再度肥大してくる可能性があること，術後の瘢痕拘縮で舌の可動性に障害が出る可能性があることが言われています．

舌腫大に関しては，その程度を評価するためのマランパチ分類（表2）があります．これはもともと口腔内の広さを評価するために，主に麻酔科での挿管困難評価目的に提唱された分類ですが，開口時の口腔内構造物の見え方を5段階に分けて評価する方法です．舌腫大が著明な場合は，オトガイ舌筋前方牽引術[6] や舌根正中切除術[7] を行うという報告もあるようですが，個人的には手術加療を行いにくい部分と考えています．

小顎症も，舌根沈下の原因になったりするため，治療の適応になることがありますが，これは矯正治療や顎骨手術（➡第5章①-1)-⑦）の項目をご参照ください．

表2　マランパチ（Mallampati）分類

Class 0：喉頭蓋まで見える
Class 1：軟口蓋，口蓋垂，口蓋弓，口蓋扁桃が見える
Class 2：口蓋扁桃が見えない
Class 3：軟口蓋，口蓋垂の基部しか見えない
Class 4：軟口蓋も見えない

図示された 第4章① 図5も参照.

参考文献

1) Taasan V, et al：The effect of nasal packing on sleep-disordered breathing and nocturnal oxygen desaturation. Laryngoscope, 91: 1163-1172, 1981

2) Heimer D, et al：Sleep apnea syndrome treated by repair of deviated nasal septum. Chest, 84：184-185, 1983

3) 宮崎総一郎：睡眠呼吸障害の病態と外科治療．耳展，45：10-17, 2002

4) 「新耳鼻咽喉科学 改訂11版」（野村恭也/監，加我君孝/編），南山堂，2013

5) 北村剛一：閉塞性睡眠時無呼吸症候群の舌根部閉塞に対する外科的治療．口咽科，29：147-152, 2016

6) Riley RW, et al：Mandibular osteotomy and hyoid bone advancement for obstructive sleep apnea：a case report. Sleep, 7：79-82, 1984

7) Fujita S, et al：Laser midline glossectomy as a treatment for obstructive sleep apnea. Laryngoscope, 101：805-809, 1991

1 睡眠時無呼吸症

1）単純いびき症・閉塞性睡眠時無呼吸症

⑦ 手術（顎骨）

有坂岳大，外木守雄

睡眠外科治療の目的と概要

　閉塞性睡眠時無呼吸症（OSA）に対する睡眠外科治療は，2007年Stanford大学が提唱したプロトコール[1]を参考に行われています．睡眠外科治療の目的は上気道の閉塞を改善し，効果的に持続陽圧呼吸（CPAP）やマウスピース（口腔内装置：OA）を使用できる状態にすること，そして一時的または恒久的に気道狭窄や閉塞を開放し，換気や気流の改善と良質な睡眠を獲得することにあります．しかし手術により一時的に呼吸障害が改善したとしても，加齢や体重増加などさまざまな経時的変化によるOSAの再発は予測困難であり，術後の経過観察は必須となります．

　睡眠外科治療は第1段階（phase1）として鼻腔，軟口蓋，咽頭，舌など軟組織に対する手術を行います．その後，手術の効果を終夜睡眠ポリグラフ（PSG）検査やCTなどで再評価し，効果不十分であれば第2段階（phase2）として硬組織に対して行う上下顎前方移動術（MMA）を行う流れになります．また舌に対する手術として，phase1もしくはphase2と同時に行われるオトガイ舌筋前方移動術（GA）も選択的に行われています．このように睡眠外科治療では手術を段階的に分け，再評価を行うtwo phase surgery（multilevel surgery）が用いられています．本項では口腔外科的な睡眠外科治療としてGAとMMAの詳細について解説します．

オトガイ舌筋前方移動術（GA）の適応，術式，効果

　GAの目的は，下顎骨内側にあるオトガイ舌筋，およびオトガイ舌骨筋が付着するオトガイ棘を含む骨片を手術的に前方移動させ，舌根部気道を拡大させることにあります（図1）．GAの適応は，オトガイ先端が前後的に後方位にあり，また垂直的に下方位にあるdolicoface type（長貌）となりますが，

術式の工夫により，正常なオトガイ形態の症例にも適応が可能となります．

　GAの術式には大きく分けて2通りの方法が存在します．1つはGA原法（original GA）です．これはオトガイ棘の存在する骨片のみを長方形に骨切開し，前方へ牽引した後に，90度骨片を回転させ，舌側の皮質骨のみを残し固定する方法です．もう1つはオトガイ棘を含むオトガイの先端を，ハの字型に骨切開し，そのまま前方へスライドさせ固定するsliding GAです（図2）．

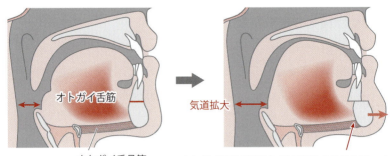

図1　GAの原理と気道拡大

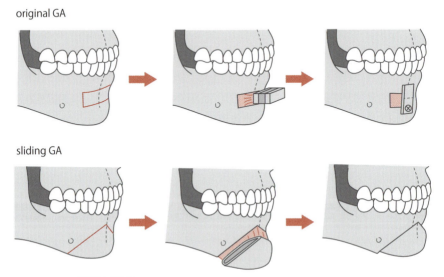

図2　GAの種類と術式
オトガイ棘のある骨片のみを骨切開するoriginal GAと，オトガイ棘を含むオトガイ先端を骨切開するsliding GAがある．詳細は本文参照．

original GAは術後の骨片の突出が少ないため，あまり顔貌を変化させません．一方でsliding GAは，術後に骨片が突出するため，オトガイの位置が後方位にある症例では顔貌形態の回復もできることが特徴となります．GAの気道拡大のメカニズムは，オトガイ舌筋の前方移動による舌根部の牽引と，オトガイ舌骨筋の前方移動による舌骨の牽引により気道が拡大するとされています[2]．GAはphase1もしくはphase2と併せて行う複合的な手術となることから，現状では正確なGA単独での手術効果を評価することは困難となります．また，術後のオトガイ神経知覚鈍麻や術直後の口腔底の浮腫（二重舌）による気道閉塞のリスクなどもあり，慎重な適応診断と術後管理が必要となります．

3 上下顎前方移動術（MMA）の適応，術式，効果

MMAは睡眠外科治療における最終段階で，手術的に上顎骨と下顎骨を前方移動させることで，舌根部気道だけではなく，軟口蓋部気道も拡大させる手術です（図3）．このMMAは顎変形症（上下顎の成長の不具合により生じる不正咬合）に用いる外科的矯正手術を応用した術式で，下顎は下顎枝矢状分

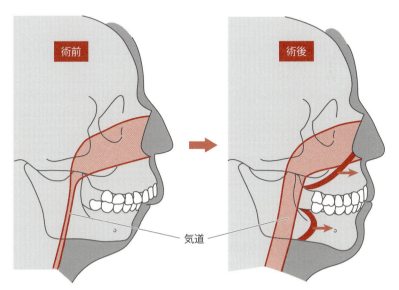

図3　MMAによる気道拡大
咽頭気道の拡大を目的としたMMAは，上顎と下顎を前方移動させることで，上気道全体の拡大が期待できる術式である．

割術，上顎はLe Fort I型骨切り術を行い前方移動させて固定する方法です．

このMMAにはいくつか適応があります．骨格的に上顎および下顎が正常より後方に位置する症例では，骨格を正常位置に近づけることで気道拡大に有効な上下顎の前方移動量を確保でき，かつ顔貌形態や咬合の回復もできます．一方，上下顎ともに前方に位置する症例では，より前方位にすることは可能ですが，審美的な問題や口唇閉鎖不全が生じる可能性があり，最適応とはなりません．全身的には肥満，すでに脳梗塞や心筋梗塞などOSAの合併症が発症している場合，未治療の重症OSA，中枢性無呼吸が主体の睡眠呼吸障害などは適応から除外すべきであると報告[3]されています．肥満では全身麻酔時の挿管困難や術後の気道閉塞のリスクが増し，心循環器疾患を有する症例では，内服薬の影響による術中出血の増加，術後血腫の形成，術中管理への配慮などさまざまな問題が予測されます．また中枢性無呼吸が多い症例では，MMAで気道拡大を行っても効果はなく，術前のPSG検査で食道内圧を測定し，純粋な閉塞性無呼吸を判別することが重要であると報告[4]もされています．そして未治療の重症OSA症例では，就寝時に毎日のように低酸素の環境にあり，そこへ術直後は全身麻酔の影響も重なることで，より無呼吸閾値が高くなり，換気が不安定になります．したがって術前よりCPAPを使用し，日常の低酸素状態を改善した後に手術を行うことが推奨されます．

MMAの効果は，2016年に報告されたメタアナリシス[5]によると，術前平均のAHI（無呼吸低呼吸指数）が57.2/hから術後平均AHIで9.5/hへと大幅に改善し，その改善率は85.5％とされています．これはphase1の他の手術に比較しても，高い改善率となります．またMMAの気道拡大の1つの解釈として，Okushiら[6]はLe Fort I型骨切り術後の上顎の前方移動で咽頭気道は前後方向に拡大し，下顎枝矢状分割術後の下顎の前方移動では咽頭気道が左右方向に拡大することを報告しています．これはMMAの際に上下顎の両方を前方移動させることで前後左右に咽頭気道が拡大することを示しています（図4）．

これからの睡眠外科治療

前述のように睡眠外科治療は，睡眠呼吸障害の治療として重要な地位を獲得しようとしています．しかし，もともと呼吸障害をもち，呼吸が不安定な症例に対して行う気道周囲の手術であり，施術には大きなリスクも伴います．

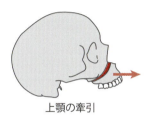
上顎の牽引

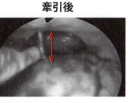
牽引前　牽引後
前後的な咽頭気道の拡大（後鼻孔より観察）

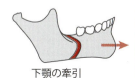
下顎の牽引

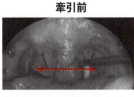
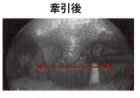
牽引前　牽引後
左右的な咽頭気道の拡大（口腔側より観察）

図4　MMAによる気道拡大〈巻頭カラー⑨〉
文献6より改変して転載.

重要となるのは，正確な手術適応の診断と，個々の呼吸状態や重要度に合わせた術後管理，OSAに特化した術式の開発と熟練した手術手技を要することだと考えます．

参考文献

1) Barrera JE, et al：Facial skeletal surgery in the management of adult obstructive sleep apnea syndrome. Clin Plast Surg, 34：565-573, 2007
2) Kutzner EA, et al：Effect of genioglossus, geniohyoid, and digastric advancement on tongue base and hyoid position. Laryngoscope, 127：1938-1942, 2017
3) 有坂岳大，他：イビキの評価と各種治療法の検討 睡眠外科治療 2) 硬組織手術 Phase2の現状．睡眠医療，8：375-381, 2014
4) 渡邊統星，千葉伸太郎：イビキの評価と各種治療法の検討 睡眠外科治療 1) その概要と現状および適応について．睡眠医療，8：367-374, 2014
5) Zaghi S, et al：Maxillomandibular Advancement for Treatment of Obstructive Sleep Apnea: A Meta-analysis. JAMA Otolaryngol Head Neck Surg, 142：58-66, 2016
6) Okushi T, et al：Effect of maxillomandibular advancement on morphology of velopharyngeal space. J Oral Maxillofac Surg, 69：877-884, 2011

1 睡眠時無呼吸症

2) 中枢性睡眠時無呼吸症の診断と治療

三條伸夫

診断

　中枢性睡眠時無呼吸症（CSA）患者に特徴的な自覚症状はありませんので，閉塞性睡眠時無呼吸症（OSA）の患者と共通である，不眠，日中の眠気，全身倦怠感，集中力低下などの訴えで外来を受診します．CSAの患者では，睡眠障害を呈しているにもかかわらず，日中の眠気の指標であるエプワース眠気尺度（ESS）が変化しにくいことが報告されているので，注意が必要です．また，心不全に伴うCSAの場合には，心不全症状としての息切れや全身倦怠感との区別も困難です．

　自覚症状からCSAが疑われる場合には，経皮的動脈血酸素飽和度（SpO_2）測定装置，または簡易睡眠時呼吸検知装置による検査を行い，異常を認めた場合には，終夜睡眠ポリグラフ（PSG）検査を行って，診断を確定する必要があります（図1）[1]．PSGは睡眠検査室で行われ，AHIの値によりCSA・OSA，その他の呼吸障害を区別することができ，重症度が最も正確に判定されます．CSAのPSGでは，鼻孔の前に置いた測定器による気流が停止しているときに，胸に装着したモニターによる胸部や腹部の呼吸の運動とパターンも停止します（図2）．

　心不全に伴うCSAは，OSAを伴う心不全症例と比較して，男性に多く，高齢で，BMIが低く，心房細動の頻度が高く，$PaCO_2$が低く，肺動脈楔入圧が高いなどの特徴があり，心不全治療により肺動脈楔入が低下すると無呼吸が改善します．

　手の震えや，歩行障害などを伴っている場合には，パーキンソン病や多系統萎縮症などの神経変性疾患が疑われますので，神経内科医へ紹介して，精査を受けてもらいます．

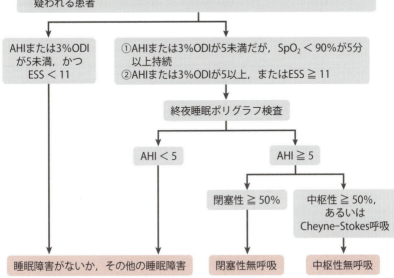

図1　中枢性睡眠時無呼吸症の診断アルゴリズム

睡眠時無呼吸症が疑われる患者に対しては，簡易睡眠時呼吸検知装置とESSによりPSGの適応を判断し，PSGの適応がある症例は専門医に紹介して，PSGを受けていただく．AHIが5以上で，中枢性が50％，あるいはCheyne-Stokes呼吸が認められたら中枢性と診断する．
文献1を参考に作成．

治療

　治療可能な疾患が原疾患である場合には，その疾患の治療を最優先に行います．慢性心不全に伴うCSAに対しては，ACE阻害薬やβブロッカーにより，AHIが減少することが報告されています．肺うっ血を伴う心不全であれば利尿薬により改善する場合がありますが，代謝性アルカローシスになると無呼吸症が悪化する場合があるので注意が必要です．心臓再同期療法（CRT）や左心補助人工心臓（LVAD）の導入により心機能が改善することで，無呼吸症も改善することも報告されています．

　アセタゾラミド（保険適用）は，CSAにある程度有効ですが，慢性心不全

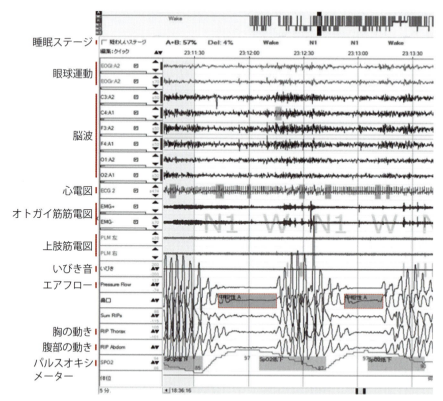

図2　中枢性睡眠時無呼吸症患者のPSG
CSAのPSGでは，エアフローのモニターが感知する気流が停止しているときに，胸に装着したモニターによる胸部や腹部の呼吸の運動とパターンも停止している．■の部分で無呼吸がみられた．

のCSAに対する長期の有効性は確立していません．

夜間在宅酸素療法（HOT）で，夜間のPO_2を高値に保つことで，睡眠の量と質が向上し，Cheyne-Stokes呼吸が減少することが報告されています[2]．

持続陽圧呼吸（CPAP）は心不全に伴うCSAには有効ではなく，予後が悪化する可能性も報告されていますので，注意が必要です[3]．

パーキンソン病によるCSAの場合や多系統萎縮症のGerhardt症候群では，OSAと同様にCPAPが有効ですが，同じ多系統萎縮症による無呼吸でも原因がfloppy epiglottisの場合には気管切開が必要になります（→第3章①-2））ので，必ず神経内科と耳鼻科へ紹介して，睡眠状態での喉頭鏡検査などによる精査を行ったうえで治療方針を決める必要があります[4]．

1) 篠邉龍二郎：睡眠時無呼吸症候群.「高齢者の睡眠とその障害」(長寿科学振興財団/編), 長寿科学振興財団, 2017
2) Sasayama S, et al：Effects of nocturnal oxygen therapy on outcome measures in patients with chronic heart failure and cheyne-stokes respiration. Circ J, 70：1-7, 2006
3) Bradley TD, et al：Continuous positive airway pressure for central sleep apnea and heart failure. N Engl J Med, 353：2025-2033, 2005
4) Shimohata T, et al：Mechanisms and prevention of sudden death in multiple system atrophy. Parkinsonism Relat Disord, 30：1-6, 2016

❷ 睡眠障害

1）過眠症の診断と治療

上里彰仁

　日中の眠気や過眠症状を訴える患者さんには，図に示すようなフローチャートを念頭に入れて問診を行います．まずは患者さんが服用している薬剤が原因ではないかを検討します．いびきや無呼吸がある場合は睡眠時無呼吸症の可能性があります．また身体疾患と関連するもの，パーキンソン病やうつ病などの神経・精神疾患が疑われないか，を判断します．さらに，慢性的な睡眠不

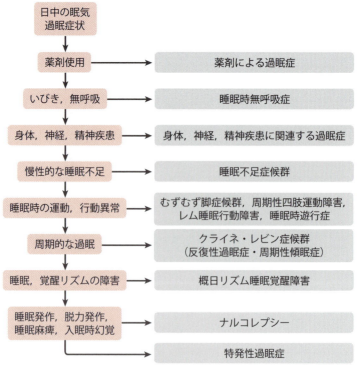

図　日中の眠気，過眠症状の鑑別フローチャート
文献1〜4を参考に作成．

足による過眠は最もよくあることであり，しっかり除外しなければなりません．これらが否定された場合，診断に検査が必要な睡眠障害である可能性があります．本項では，第3章②-1）で紹介した過眠症のうちナルコレプシー，特発性過眠症，クライネ・レビン症候群（反復性過眠症・周期性傾眠症）のICSD-3による診断基準[5]と，米国睡眠医学会（AASM）ガイドライン（http://www.aasmnet.org/practiceguidelines.aspx）が紹介する総説[6]，および日本神経治療学会より発表された治療指針[7]を参考に，これらの過眠症の治療について述べます．

① ナルコレプシーの診断と治療

① ナルコレプシー（Type 1）の診断基準（ICSD-3[5]）

基準AとBを満たす

A．患者は少なくとも3カ月間，毎日，耐え難い眠気を感じる，または日中眠り込んでしまうことがある．

B．以下のうち1つまたは両方が存在する．

- 情動脱力発作がある，反復睡眠潜時検査（MSLT）により計測した平均入眠潜時が8分以下で，睡眠開始時レム期（SOREMP）が2回以上ある．前日の終夜睡眠ポリグラフ（PSG）でSOREMPがみられればMSLTによるSOREMP 1回とカウントしてよい．

- 免疫反応法により測定した髄液中オレキシン濃度が110 pg/mL以下もしくは同じ標準的方法で測定した健常者の平均濃度の1/3以下である．

ナルコレプシー（Type 2）は，Type 1の基準Aと，MSLTの基準を満たすことは同じですが，情動脱力発作がないこと，髄液中オレキシン濃度の低下がないこと（もしくは未測定であること）が違います．ただし経過中に情動脱力発作がみられる，または髄液中オレキシン濃度が低下していることがわかればType 1に分類しなおします．

② ナルコレプシーの治療

ナルコレプシーの日中の過度の眠気や睡眠発作の治療には，精神刺激薬が用いられます．これには従来薬であるメチルフェニデート（リタリン®）やペモリン（ベタナミン®）がありますが，2007年にモダフィニル（モディオ

ダール®）が本邦でも発売されて以来，本剤が第一選択薬になっています．メチルフェニデートやペモリンがドパミン神経系を賦活するのに対し，モダフィニルはその作用機序としてヒスタミン神経系の賦活や抑制性神経伝達物質GABAの遊離抑制が考えられており，比較的依存性が低いとされています．本邦ではリタリン®は，その乱用や依存が問題になった経緯から，リタリン®流通管理委員会に登録された医師・医療機関・薬局でのみ扱われます．またペモリンは，稀に致死的な肝障害を引き起こすことがあるため米国ではすでに製造中止となっており，本邦での使用には制約がありませんが，十分に注意して使用する必要があります．

　ナルコレプシーの情動脱力発作やレム睡眠関連症状（睡眠麻痺・入眠時幻覚）には，三環系抗うつ薬であるクロミプラミン（アナフラニール®）やイミプラミン（トフラニール®），またセロトニン・ノルアドレナリン再取り込み阻害薬であるミルナシプラン（トレドミン®）が用いられます．これらの抗うつ薬がもつレム睡眠抑制作用が治療効果をもたらすと考えられています．

　なお，本邦では未発売ですが，米国ではモダフィニルと並びNaオキシベート（γヒドロキシ酪酸）がよく用いられています．これは中枢神経抑制薬ですが，眠気だけでなく情動脱力発作にも有効とされています．

2 特発性過眠症の診断と治療

1 特発性過眠症の診断基準（ICSD-3[5]）

基準A〜Fを満たす．

A. 患者は少なくとも3カ月間，毎日，耐え難い眠気を感じる，または日中眠り込んでしまうことがある．

B. 情動脱力発作がない．

C. MSLTでSOREMPが2回未満，もしくは前日のPSGで入眠潜時が15分以下の場合SOREMPがみられないこと．

D. 少なくとも以下のうち1つがある．
- MSLTで平均入眠潜時が8分以下．
- 24時間PSG計測，もしくはアクチグラフと睡眠日誌による最低1週間の計測において，24時間の総睡眠時間が660分以上（通常12〜14時間）．

E. 睡眠不足症候群が除外される（少なくとも1週間アクチグラフを用いて，十分な睡眠をとらせても眠気が改善しないことを確かめることが望ましい）

F. 過眠症状やMSLTの所見は，他の睡眠障害，身体疾患，精神疾患，ドラッグや薬物使用により説明されない．

② 特発性過眠症の治療

　本疾患の病因はよくわかっておらず，治療も決まったものはないと言わざるをえません．従来の精神刺激薬の他，抗うつ薬，クロニジン，抗パーキンソン病薬，メラトニン作動薬，クラリスロマイシン，フルマゼニルが効果を示したという報告があります．なかでもモダフィニルは複数の二重盲検試験でその有効性が示され[8]，現在のところ第一選択薬と言ってよいでしょう．ただしどの薬剤も保険適用外使用となります．

③ クライネ・レビン症候群の診断と治療

① クライネ・レビン症候群の診断基準（ICSD-3[5]）

基準A〜Eを満たす．

A. 患者は少なくとも2回反復する過度の眠気と長い睡眠のエピソードを経験し，2日から5週間続く．

B. エピソードは通常年に1度以上あり，最低18カ月に1度以上ある．

C. エピソードの間欠期には患者の意識レベル，認知，行動，気分は正常である．

D. エピソード中に以下症状のうち1つ以上を呈する．
- 認知機能障害
- 知覚変容
- 摂食障害（拒食もしくは過食）
- 脱抑制（例えば性的行動亢進）

E. 過眠症状と関連症状は，他の睡眠障害，身体疾患，神経疾患，精神疾患（特に双極性障害），ドラッグや薬物使用により説明されない．

② クライネ・レビン症候群の治療

　本疾患の病因もよくわかっていないため，確立した治療法はありません．最近のオープンラベル研究は，リチウム（リーマス®）がエピソードの短縮や回数減少をもたらしたと報告しています[9]．その他，精神刺激薬，抗うつ薬，抗てんかん薬，抗精神病薬の投与が試みられていますがいずれも効果は

限定的で，また保険適用外使用となります．

参考文献

1 ）「標準的神経治療：不眠・過眠・概日リズム障害」（日本神経治療学会治療指針作成委員会/編），日本神経治療学会，2016
2 ）「睡眠障害の対応と治療ガイドライン第2版」（内山真/編），じほう，2012
3 ）吉田祥，他：過眠症の診断・治療・連携ガイドライン．睡眠医療，2：311-323，2008
4 ）粥川裕平：睡眠障害診断の進め方．睡眠医療，2：94-100，2007
5 ）「International Classification of Sleep Disorders, 3rd ed（ICSD-3）」（American Academy of Sleep Medicine），2014
6 ）Wise MS, et al：Treatment of narcolepsy and other hypersomnias of central origin. Sleep, 30：1712-1727, 2007
7 ）日本神経治療学会治療指針作成委員会：標準的神経治療 不眠・過眠と概日リズム障害．神経治療学，33：575-609，2016
8 ）Evangelista E, et al：Update on treatment for idiopathic hypersomnia. Expert opinion on investigational drugs, 27：187-192, 2017
9 ）Leu-Semenescu S, et al：Lithium therapy in Kleine-Levin syndrome: An open-label, controlled study in 130 patients. Neurology, 85：1655-1662, 2015

2 睡眠障害

2) 概日リズム睡眠覚醒障害の診断と治療

平井伸英

1 診断

　睡眠障害は，古典的には，不眠症，過眠症，睡眠時随伴症の3つに分類されてきましたが，不眠や過眠を引き起こす原因として概日リズムの問題が明らかになるにつれ，これを概日リズム睡眠覚醒障害（circadian rhythm sleep-wake disorders）として独立させ，4つに分類されるようになりました．現在臨床で広く用いられているICDやICSDなどの診断分類も，この4つが基本となっています．概日リズム睡眠覚醒障害患者の主訴は，睡眠覚醒のリズムがずれているといったものであることは多くなく，眠れない，起きられないといったように，不眠や過眠である場合が多いので，診断にはまず治療者がこれらの症状をキーワードに概日リズム睡眠覚醒障害を疑うことが重要です．

　ICSD-3による診断基準としては，
A．概日リズムが内因性にあるいは環境要因のために乱されていること
B．それにより不眠，過眠，あるいはその両方が生じていること
C．その結果として重要な機能障害を生じていること

の3つを満たすことが必要です．概日リズム睡眠覚醒障害と診断する場合，もし患者がいつ寝ていつ起きてもよいような環境にいた場合，睡眠のリズムは本来の（求められる）リズムからはずれているものの，睡眠の質は改善します．自分のリズムとは違ったリズムで社会生活を送ろうとするために，不眠や過眠が生じているというのが，概日リズム睡眠覚醒障害の病態です．概日リズム睡眠覚醒障害はそのパターンによって特徴的ないくつかの群に分類されますが，睡眠覚醒相後退障害（DSWPD）は若者に多くみられ，睡眠覚醒相前進障害（ASWPD）は高齢者に多いといった特徴があります（図1）．

　診断のためには患者の睡眠覚醒リズムを知る必要がありますが，患者の話からだけでは診断が困難であることは少なくありません．そのため，睡眠日

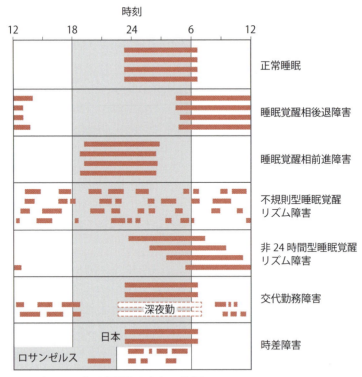

図1 概日リズム睡眠覚醒障害の分類
昼間を白，夜間を■の背景で示し，睡眠相を■で示した．正常睡眠では朝に覚醒するパターンとなるが，概日リズム睡眠覚醒障害ではこのパターンが乱れ，不眠や過眠が生じているのがわかる．

誌やアクチグラフ（活動量計）を用いることが推奨されています．

　睡眠日誌は特別の機器を必要とせず簡単に実施できます．専用の用紙（**図2**）を用いるのが一般的ですが，困難な場合は普段使用している手帳に記入してもらってもよいですし，睡眠日誌を作成するためのスマートフォンのアプリを使う手もあります．ただ睡眠日誌は，客観性が低い手法です．特に入眠時間の記録は，起床時間に比べて不正確になりがちですので，日誌を判読する際にはその点に注意する必要があります．また，睡眠状態誤認がある患者には睡眠日誌は有効でなく，逆に日中うとうとした程度の状態をすべて睡眠として報告する患者もいるため，睡眠日誌をもとに問診を行うことが重要です．

　アクチグラフはより客観的な方法ですが，専用の機器は高価なうえ保険適

睡眠日誌（1週間分）

図2　睡眠日誌の例
睡眠の時間を黒く塗りつぶすことで，自分の睡眠パターンを継続的に把握することができる．食事，運動，服薬など指導に役立つ情報をその下に記載するよう求めることもある．

用になっておらず，普及しているとは言えません．最近では，アクチグラフの機能をもった安価な民生用のウェアラブルデバイスや，スマートフォンの加速度センサーを利用したアクチグラフ類似のアプリなどが容易に手に入るようになっていることから，こういった身近な機器を診断の補助に利用することも検討するとよいでしょう．

2 治療

概日リズム睡眠覚醒障害の治療は，睡眠覚醒のスケジュールを調整する時間療法（chronotherapy），光への曝露により覚醒を促す光療法，メラトニン作動薬やビタミンB_{12}などを利用する薬物療法などが試みられていますが，日本で概日リズム睡眠覚醒障害に保険適用のある薬物や治療法はまだありません．

1 時間療法

時間療法は，特別の機器を必要とせず，外来でも容易に導入可能な治療法です．睡眠日誌をもとにして，就床時間や起床時間を徐々に目的の時間に近づけていくよう指導します．また，日中の覚醒を保つために，運動や食事などについて指導することもあります．一般の不眠症や過眠症と同様，誤った睡眠衛生のために症状が増悪，遷延しているケースは少なくないため，入眠前のカフェインやアルコール摂取の制限など，適切な睡眠衛生指導を行うこ

とも重要です.

② 光療法

　光療法は，高照度光治療器を用いたり，最近では青色のLEDを用いたりするものなどもありますが，日照時間を人工的に変化させることで，起床時間や入眠時間を変化させることを試みます．DSWPDでは朝に，ASWPDでは夜に光を浴びますが，いずれの場合も患者は眠気を我慢して施術を受ける必要があり，特にDSWPDでは自然に覚醒する時間より早く起床する必要があることから，他者の手助けなしに実行することは困難です．治療機器に保険適用はないものの，個人でも購入，レンタルすることができるため，外来で光療法を指示，指導することは可能ですが，多くの患者が継続できずに諦めてしまいます．このため，光療法の実施にはしばしば入院環境が必要になります．

③ 薬物療法

　薬物療法としては，睡眠を促す睡眠薬や，覚醒効果のある中枢刺激薬などを用いることで，不眠や過眠の症状をコントロールする方法が選択される場合があります．特に日本では不眠症に対する保険適用のある薬物が多数存在するため，DSWPDなどのリズム障害に対して，睡眠薬を用いて入眠時間をコントロールする方法が選択されることがしばしばみられます．超短時間型のベンゾジアゼピン系睡眠薬などを用いる方法は，有効なことも多いのですが，睡眠禁止帯※とよばれる時間帯に服用してしまうと睡眠薬がなかなか効かず，それでいて耐性を獲得してしまい，睡眠薬からの離脱が困難となるようなケースも見受けられるため，投与に際しては適切な睡眠衛生指導を行い，時間療法の補助として行うことが望ましいでしょう．一方，中枢刺激薬はナルコレプシーや難治性の睡眠時無呼吸症でのみ保険適用となっており，概日リズム睡眠覚醒障害を含む多くの過眠症状に対しては現時点では適用外使用になってしまいます．今後の保険適用拡大が望まれます．

　メラトニンアゴニストであるラメルテオンは不眠症に対して保険適用のある薬物で，ベンゾジアゼピン系睡眠薬と異なり依存を形成しないことから，最初に投与する睡眠薬として用いられることが増えています．一方，メラトニンは概日リズム睡眠覚醒障害に対する有効性が多く報告されてきた薬物でもあります．メラトニンの効果にはかなりの個人差があり，プラセボとの有

意差がないといった報告もありますが、多くの睡眠の専門家は、入眠前（午後）に投与すると睡眠相を前進させ、起床後（午前）に投与すると睡眠相を後退させると考えています。日本ではメラトニンは入手不可能ですが、メラトニンアゴニストのラメルテオンも同様の効果をもつと考えられ、1～2 mg程度のラメルテオンを夕方～眠前に投与することで、睡眠相が前進し、起床を早めることが期待できます。ただし日本でラメルテオンは8 mgの錠剤であるため、4分の1分割するか、粉砕して処方することになります。

かねてからビタミンB_{12}は、メカニズムは不明ながら、概日リズム睡眠覚醒障害に有効であるとする考え方があり、それを支持する症例報告もありますが、最近の研究では効果は否定的です。もちろん保険適用もなく、他の治療法より先に試みることは推奨されません。

※睡眠禁止帯

終日にわたって入眠潜時を記録すると、起床時が最も短く、時とともにしだいに長くなっていきます。昼食後にいったん短くなりますが、その後再び長くなり、普段入眠している時間の2～3時間前に最長となります。この時間帯は1日で最も入眠が困難な時間帯ということができ、無理に寝ようとすると不眠を生じやすいため、睡眠禁止帯、睡眠禁止ゾーンなどとよばれます。

第5章　診断・治療

索 引

数字・欧文

2プロセス仮説 ………… 105
ADHD …………………… 109
AHI ………… 47, 51, 53, 66, 129
ASD ……………………… 109
BMI ……………………… 22
Cheyne-Stokes呼吸 …… 169
CPAP …… 41, 42, 45, 222, 239
Cricomental space …… 192
CSA ……………………… 166
EDS ……………………… 105
ESS ……………………… 190
floppy epiglottis ……… 170
GA ………………… 68, 245
Gerhardt症候群 ……… 170
HSAT …………………… 199
JESS …………………… 195
LAUP …………………… 62
MAD …………………… 228
Mallampati分類 ……… 192
MMA ……………… 68, 247
MSLT …………………… 209
MWT …………………… 211
OA ……………… 45, 57, 78, 81,
83, 94, 227
OAのセルフケア ……… 94
OAの適応 ……… 79, 81, 227
OAの分類 ……………… 96
OCST …………………… 199
ODI ………………… 51, 124
original GA …………… 246
OSA … 108, 118, 140, 144, 239

OSAの症状 …………… 38
PLMD …………………… 180
PLMS …………………… 129
PSG …… 47, 57, 66, 126, 201,
207, 215, 239, 250
PSG波形 ……………… 49
PSQI …………………… 196
RDI ………… 48, 51, 53, 124
REI ………………… 48, 52
RERA …………………… 52
sliding GA …………… 246
SOREMP ……………… 209
SpO$_2$ ………… 126, 129, 203
SPT …………………… 127
SRBD …………………… 182
TAD …………………… 228
TIB …………………… 127
TST …………………… 127
UPPP …………… 61, 242

和 文

あ 行

アクチグラフ ……… 208, 260
顎の痛み ……………… 89
アセタゾラミド ……… 251
圧設定 ………………… 43
アデノイド …………… 75
アデノイド増殖症 …… 58
アドヒアランス ……… 223
アトピー性皮膚炎 …… 104

アレルギー性鼻炎 …… 57, 103
胃潰瘍 ………………… 104
いびき …… 24, 26, 28, 86,
126, 170
いびき音テスト ……… 81
いびきセンサー ……… 203
依頼書 ………………… 101
インスリン抵抗性 …… 163
インプラント ………… 65
うつ病 …………… 108, 177
運転免許 ……………… 117
運動 …………………… 120
エプワース眠気尺度
190, 195
オトガイ筋筋電図 …… 203
オトガイ舌筋前方移動術
68, 245
オトガイ舌骨筋 ……… 245
オンディーヌの呪い …… 72

か 行

開口訓練 ……………… 89
概日リズム …………… 105
概日リズム睡眠覚醒障害
109, 178, 259
下顎の大きさ ………… 148
下顎前突型OA ……… 228
顎顔面形態 …………… 148
覚醒維持検査 ………… 211
覚醒反応 …………… 49, 128
覚醒反応指数 ………… 128
顎変形症 …………… 68, 247
下肢筋電図 …………… 203

264　いびき!? 眠気!? 睡眠時無呼吸症を疑ったら

索 引

カタスレニア·················· 185
活動量計······················· 260
合併症発症···················· 152
下鼻甲介粘膜下減量術 ··· 57
下鼻甲介粘膜のレーザー
　焼灼術························· 57
カフェイン···················· 115
咬み合わせ····················· 92
仮眠····························· 115
過眠······················ 108, 118
過眠症······················ 111, 254
簡易検査
　········· 47, 53, 124, 199, 215
乾燥性鼻炎····················· 56
眼電図·························· 202
（OAの）管理··············· 235
寒冷性鼻炎····················· 56
気管支喘息···················· 103
気管切開······················· 252
危険因子························· 20
仰臥位·························· 220
凝固線溶系···················· 154
狭窄····························· 144
気流センサー················· 203
禁煙指導······················· 218
クライネ・レビン
　······················ 113, 176, 257
血圧····························· 170
血管内皮機能障害············ 152
欠損歯列症例のOA········· 234
原発性睡眠時無呼吸········· 72
原発性肺胞性低換気症候群
　································· 72
減量指導······················· 217
口蓋垂···················· 61, 62, 63
口蓋垂過長症················· 241

口蓋扁桃························· 75
口蓋扁桃摘出術·········· 58, 242
口蓋扁桃肥大················· 241
（OAの）効果判定
　····················· 88, 135, 235
交感神経系亢進·············· 153
口腔・咽喉頭の手術········· 241
口腔内装置···················· 227
高血圧······················ 30, 159
口呼吸··························· 55
恒常性維持機構·············· 105
甲状腺機能低下症············ 103
交代勤務障害················· 260
更年期障害···················· 104
後鼻神経切断術··············· 57
高齢者··························· 38
呼吸イベント················· 126
呼吸運動センサー············ 203
呼吸困難························· 55
呼吸障害指数··················· 53
呼吸の評価···················· 206

さ 行

サーカセメディアン・リズム
　······························· 105
サーカディアン・リズム
　······························· 105
（睡眠検査の）サマリー
　························· 87, 132
時間療法······················· 261
時差障害··················· 179, 260
脂質異常症····················· 31
歯周病··························· 85
視床下部機能不全による
　遅発性中枢性低換気 ··· 184
持続陽圧呼吸················· 239

舌前突型OA·················· 228
舌の大きさ················ 71, 148
シフトワーク障害············ 179
周期性傾眠症················· 113
周期性四肢運動·············· 129
周期性四肢運動障害········· 180
就床時間······················· 127
重症度判定····················· 74
終夜睡眠ポリグラフ検査
　····· 57, 66, 126, 201, 239, 250
手術····························· 45
腫瘍性病変····················· 58
紹介······················ 44, 131, 134
照会····························· 134
紹介状······················ 87, 132
小顎症······················ 241, 244
上気道抵抗症候群············· 26
上下一体型OA················ 228
上下顎前方移動術······· 68, 247
上下分離型OA················ 228
情動脱力発作················· 256
小児のOSA····················· 76
小児の閉塞性無呼吸········· 73
女性······················· 21, 104
徐波睡眠··················· 115, 120
徐脈性不整脈················· 157
神経疾患······················· 177
神経変性疾患················· 166
心血管イベント··············· 33
心血管病変···················· 159
心室性不整脈················· 158
心臓突然死···················· 158
身体疾患······················· 177
身体症状症···················· 177
診断基準······················· 141

265

心電図	203	
心不全	169, 250	
心房細動	156	
睡眠開始時レム期	209	
睡眠覚醒相後退障害	178, 259	
睡眠覚醒相前進障害	178, 259	
睡眠慣性	115	
睡眠関連呼吸障害	182	
睡眠関連低換気	184	
睡眠関連低換気障害	183	
睡眠関連低酸素血症	185	
睡眠期間	127	
睡眠禁止帯	263	
睡眠外科治療	68, 245	
睡眠検査データ	101	
睡眠効率	127	
睡眠時無呼吸症	57, 118, 239	
睡眠時無呼吸症の症状	21	
睡眠時遊行症	180	
睡眠障害のスクリーニングガイドライン	189	
睡眠段階	128	
睡眠日誌	260	
睡眠の評価	206	
睡眠不足	173	
睡眠発作	255	
睡眠麻痺	256	
睡眠薬	219, 262	
生活習慣病	30	
精神疾患	108, 177	
生存率	40	
脊髄空洞症	170	
舌根	59, 60, 70	

舌根沈下	70	
舌根扁桃肥大	58, 62, 241, 244	
節酒指導	218	
舌腫大	241, 244	
セファログラム	192	
先天性中枢性肺胞低換気症候群	72, 184	
双極性感情障害	177	
双極性障害	109	
総睡眠時間	127	
側臥位	220	

た 行

体位	126, 129	
体位依存性OSA	28	
体位センサー	203	
体位療法	220	
体重のコントロール	45	
タイトレーション	43	
多系統萎縮症	170, 250, 252	
単純いびき症	140, 144, 185	
蓄膿症	56	
知的発達	72	
中枢刺激薬	262	
中枢性睡眠時無呼吸症	166	
定期検査	137	
低強度運動群	121	
低呼吸	128	
テニスボール療法	220	
転換性障害	177	
糖尿病	31	
動脈血酸素飽和度	203	
道路交通法改正	117	
特発性過眠症	112, 175, 256	

特発性中枢性肺胞換気	184	
突然死	155	

な 行

内視鏡下鼻内手術	57	
ナルコレプシー	111, 173, 210, 255	
軟口蓋	59, 61, 70	
軟口蓋形成術	58	
軟口蓋・口蓋垂の手術	242	
軟口蓋低位	241	
軟口蓋粘膜	63	
軟口蓋の後方偏位	241	
日本人	22	
入眠時幻覚	256	
認知機能障害	37	
認知症	37	
眠気	35, 172, 255	
眠気への対処法	114	
脳炎	168	
脳卒中	166, 168	
脳波	202, 207	

は 行

パーキンソン病	170, 177, 250, 252	
鼻茸	56, 57, 240	
パルスオキシメータ	200	
反復睡眠潜時検査	209	
反復性過眠症	113	
非24時間型睡眠覚醒リズム障害	179, 260	
鼻炎	240	
光療法	262	
鼻腔	59, 70	

索 引

鼻腔通気度検査 ……… 66, 240
鼻腔の手術 ……………… 239
ビタミンB$_{12}$ …………… 263
鼻中隔矯正術 ………… 57, 59
鼻中隔弯曲症 ‥ 57, 59, 66, 240
ピッツバーグ睡眠質問票
…………………… 196
鼻閉 ……………………… 55, 66
肥満 …………………… 162, 169
肥満低換気症候群 ……… 183
頻尿 ……………………… 104
フィッティング ……………… 42
不規則型睡眠覚醒リズム障害
………………… 178, 260
副鼻腔 ……………………… 55
不整脈 ………………… 155, 170
閉塞 ……………………… 144

閉塞性睡眠時無呼吸症
…… 57, 108, 118, 140, 144, 239
閉塞性無呼吸 ……………… 50
扁桃肥大 …………………… 64
保険適用 …………… 98, 216
ホメオスタシス …………… 105

ま 行

マウスピース
…… 57, 78, 81, 83, 85, 94, 227
枕 ………………………… 221
マッケンジー分類 …… 193, 242
マランパチ分類 ………… 244
慢性心不全 ……………… 166
慢性鼻炎 …………………… 57
慢性副鼻腔炎 ……… 56, 57
脈拍数 …………………… 126

無呼吸 ……… 26, 28, 55, 128
無呼吸低呼吸指数
………………… 53, 66, 129
むずむず脚症候群 ……… 180
メタボリックシンドローム
………………………… 162
問診票 …………………… 188

や 行

薬剤 ………………… 166, 177
薬物療法 ………………… 262
有酸素運動群 …………… 121

ら 行

ラメルテオン …………… 262
レーザー …… 61, 63, 240, 242
レム睡眠行動障害 ……… 180

執筆者一覧

● 編　集

宮崎泰成　東京医科歯科大学医学部附属病院快眠センター

秀島雅之　東京医科歯科大学歯学部附属病院回復系診療科
　　　　　快眠歯科（いびき・無呼吸）外来

● 執　筆（執筆順）

宮崎泰成　東京医科歯科大学医学部附属病院快眠センター

玉岡明洋　東京医科歯科大学大学院医歯学総合研究科睡眠制御学講座

藤江俊秀　東京医科歯科大学医学部附属病院呼吸器内科

河野奈津子　JR東京総合病院臨床検査科

鈴木康弘　東京医科歯科大学医学部附属病院耳鼻咽喉科

有坂岳大　太田総合病院太田睡眠科学センター・睡眠外科学センター

外木守雄　日本大学歯学部口腔外科学講座口腔外科分野

福水道郎　瀬川記念小児神経学クリニック

秀島雅之　東京医科歯科大学歯学部附属病院回復系診療科
　　　　　快眠歯科（いびき・無呼吸）外来

中村周平　東京医科歯科大学歯学部附属病院回復系診療科
　　　　　快眠歯科（いびき・無呼吸）外来

飯田知里　東京医科歯科大学歯学部附属病院回復系診療科
　　　　　快眠歯科（いびき・無呼吸）外来／飯田歯科医院

古畑　升　医療法人社団梓会古畑歯科医院 古畑いびき睡眠呼吸障害研究所／
　　　　　日本歯科大学附属病院内科 いびき睡眠時無呼吸診療センター／
　　　　　日本歯科大学生命歯学部 内科学講座

石山裕之　東京医科歯科大学歯学部附属病院顎関節治療部

甫母瑞枝　大宮厚生病院精神科

稲葉雄一郎　東京医科歯科大学医学部附属病院耳鼻咽喉科

對木　悟　公益財団法人神経研究所附属睡眠学センター

笹野哲郎　東京医科歯科大学大学院医歯学総合研究科循環生理解析学

三條伸夫　東京医科歯科大学大学院医歯学総合研究科脳神経病態学分野

上里彰仁　東京医科歯科大学医学部附属病院国際医療部

田賀　仁　JR東京総合病院歯科口腔外科

平井伸英　東京医科歯科大学保健管理センター

● 編者プロフィール

宮崎　泰成（みやざき　やすなり）
東京医科歯科大学 医学部附属病院 快眠センター

1990年 東京医科歯科大学医学部卒業，東京医科歯科大学第1内科入局，'91年 九段坂病院内科，'96年 都立墨東病院内科，'98年 佐久市立浅間総合病院内科医長，2001年 米国ユタ大学ヒト分子生物学遺伝学プログラム研究員，'04年 東京医科歯科大学医学部附属病院呼吸器内科助教，'09年 同大学院医歯学総合研究科睡眠制御学寄附講座准教授，'12年 同保健管理センター教授・センター長，'14年 同医学部附属病院快眠センター長兼務．快眠センターにおいて歯科の先生，耳鼻科・精神科の先生と睡眠時無呼吸症の集学的な治療を行っています．

秀島　雅之（ひでしま　まさゆき）
東京医科歯科大学 歯学部附属病院 快眠歯科（いびき・無呼吸）外来

1984年 東京医科歯科大学歯学部卒業，'89年 同大学大学院歯学研究科修了，同大学歯学部附属病院顎口腔機能治療部助手，'99年 同大学大学院摂食機能構築学分野（部分床義歯補綴学分野）講師，2012年 同大学歯学部附属病院快眠歯科（いびき・無呼吸）外来診療科長．日本睡眠歯科学会・顎顔面補綴学会・磁気歯科学会理事，日本補綴歯科学会専門医．本学医学部快眠センターと連携して，睡眠時無呼吸症の集学的な治療，研究に従事しています．

いびき!? 眠気!? 睡眠時無呼吸症を疑ったら
周辺疾患も含めた，検査，診断から治療法までの診療の実践

2018年　5月　5日　第1刷発行	編　集	宮崎泰成，秀島雅之
2022年　4月25日　第2刷発行	発行人	一戸裕子
	発行所	株式会社 羊 土 社
		〒101-0052
		東京都千代田区神田小川町2-5-1
		TEL　　03（5282）1211
		FAX　　03（5282）1212
		E-mail　eigyo@yodosha.co.jp
© YODOSHA CO., LTD. 2018		URL　　www.yodosha.co.jp/
Printed in Japan	装　幀	ペドロ山下
ISBN978-4-7581-1834-7	印刷所	株式会社 加藤文明社印刷所

本書に掲載する著作物の複製権，上映権，譲渡権，公衆送信権（送信可能化権を含む）は（株）羊土社が保有します．
本書を無断で複製する行為（コピー，スキャン，デジタルデータ化など）は，著作権法上での限られた例外（「私的使用のための複製」など）を除き禁じられています．研究活動，診療を含み業務上使用する目的で上記の行為を行うことは大学，病院，企業などにおける内部的な利用であっても，私的使用には該当せず，違法です．また私的使用のためであっても，代行業者等の第三者に依頼して上記の行為を行うことは違法となります．

JCOPY〈（社）出版者著作権管理機構 委託出版物〉
本書の無断複写は著作権法上での例外を除き禁じられています．複写される場合は，そのつど事前に，（社）出版者著作権管理機構（TEL 03-3513-6969，FAX 03-3513-6979，e-mail：info@jcopy.or.jp）の許諾を得てください．

乱丁，落丁，印刷の不具合はお取り替えいたします．小社までご連絡ください．

羊土社のオススメ書籍

シリーズGノート
在宅医療
藤田総診リアル実践ガイド

スタートアップ、業務フロー、連携、教育など、現場のあらゆる悩みを解決する知識とテクニック

小笠原雅彦, 溝江 篤,
近藤敬太, 野口善令,
大杉泰弘／編

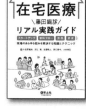

藤田総診の在宅ノウハウを一挙公開！これから在宅医療を始めてみたい医師や、もっと在宅医療を深めたいと考えている医師は必読！スタッフ教育や在宅診療所運営の実際などのリアルな内容も満載！

■ 定価5,280円（本体4,800円＋税10%）
■ 314頁　■ ISBN 978-4-7581-2356-3　■ B5判

シリーズGノート
逃げない内科診療
「専門外なので…」から「全身を診る！」へ

赤井靖宏, 東 光久, 八田 告,
鈴木 聡, 西山大地, 原 将之
（やっちゃえ！Genespelist）
／編

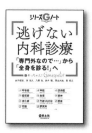

マルチモビディティ患者を診るには自分の専門外も！そんなgeneral mindをもつSpecialist（＝Genespelist）向けに各領域の内容を厳選．現場の耳より情報や明日からの行動目標が満載

■ 定価5,280円（本体4,800円＋税10%）
■ 342頁　■ ISBN 978-4-7581-2355-6　■ B5判

外来で診る
子どもの発達障害

どこまでどのように診るか？

市河茂樹／編

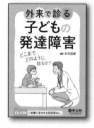

非専門医がフォローすべき範囲や専門医紹介の基準・タイミング，教育現場との連携など，小児の発達障害診療を行うための実践的なコツを豊富なケーススタディで解説．子どもや家族との寄り添い方が学べる実践書！

■ 定価4,620円（本体4,200円＋税10%）
■ 296頁　■ ISBN 978-4-7581-2378-5　■ A5判

内科医のための
不眠診療
はじめの一歩

誰も教えてくれなかった対応と処方のコツ

小川朝生, 谷口充孝／編

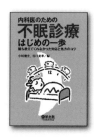

非薬物療法の進め方から睡眠薬の使い分け・用量用法まで，考え方だけでなく実際の対処法や処方例も紹介した．現場で本当に役立つ入門書！章末問題で知識の定着が確認でき，巻末では枕や夢など眠りの豆知識が面白い！

■ 定価3,850円（本体3,500円＋税10%）
■ 221頁　■ ISBN 978-4-7581-1730-2　■ A5判

発行　羊土社 YODOSHA
〒101-0052　東京都千代田区神田小川町2-5-1　TEL 03(5282)1211　FAX 03(5282)1212
E-mail：eigyo@yodosha.co.jp
URL：http://www.yodosha.co.jp/

ご注文は最寄りの書店、または小社営業部まで

羊土社のオススメ書籍

救急での精神科対応 はじめの一歩

初期対応のポイントから退室時のフォローまで基本をやさしく教えます

北元 健／著

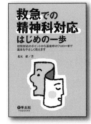

妄想のある患者,向精神薬服用中の患者,自殺企図にどう対応する?精神科医であり長らく救急で勤務した著者が,救急で困りがちな状況ごとに患者との接し方や治療の進め方をやさしく解説.救急に関わる医師必携の書!

- 定価3,960円(本体3,600円＋税10%)
- 171頁　　■ ISBN 978-4-7581-1858-3
- A5判

実例から学ぶ! 臨床研究は「できない」が「できる!」に変わる本

片岡裕貴,青木拓也／編

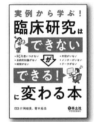

診療現場で生まれたクリニカル・クエスチョンを研究につなげるための入門書!「何から始めればよいのかわからない」「やってみたけど上手くいかない」初学者の悩みを解決します!

- 定価3,960円(本体3,600円＋税10%)
- 239頁　　■ ISBN 978-4-7581-2383-9
- A5判

MRIに強くなるための原理の基本 やさしく,深く教えます

物理オンチでも大丈夫。撮像・読影の基本から最新技術まで

山下康行／著

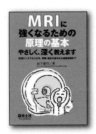

MRIの原理を知って撮像・読影に強くなるための入門書.MRIのしくみ,読影の基本,撮像法の使い分けなどモヤモヤしていたことが腑に落ちる!難しい理屈は最小限にし,豊富なイラストでやさしく解説しています!

- 定価3,850円(本体3,500円＋税10%)
- 166頁　　■ ISBN 978-4-7581-1186-7
- A5判

各科に本音を聞いた 他科コンサルト 実践マニュアル

適切なタイミング、事前に行う/行うべきでない検査・処置など、重要なポイントを解説

佐藤弘明,齋藤俊太郎／編

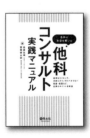

すべての医師が持っている「コンサルトするとき/されるとき」のモヤモヤ・ストレスを,この1冊でまるごと解決できる!主要21科の「コンサルト」のコツを各科のエキスパートが解説した唯一無二の書籍が誕生.

- 定価4,840円(本体4,400円＋税10%)
- 323頁　　■ ISBN 978-4-7581-2375-4
- B5判

発行　羊土社 YODOSHA　〒101-0052　東京都千代田区神田小川町2-5-1　TEL 03(5282)1211　FAX 03(5282)1212
E-mail：eigyo@yodosha.co.jp
URL：https://www.yodosha.co.jp/

ご注文は最寄りの書店、または小社営業部まで

プライマリケアと救急を中心とした総合誌
レジデントノート

医療現場での実践に役立つ研修医のための必読誌！

レジデントノート は，
研修医・指導医にもっとも
読まれている研修医のための雑誌です

B5判　毎月1日発行　定価2,200円（本体2,000円＋税10％）

研修医指導にも
ご活用ください

特徴	
①	医師となって最初に必要となる"基本"や"困ること"をとりあげ，ていねいに解説！
②	画像診断，手技，薬の使い方など，すぐに使える内容！日常の疑問を解決できます
③	先輩の経験や進路選択に役立つ情報も読める！

増刊 レジデントノート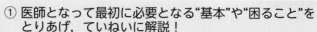

B5判　年6冊発行　定価5,170円（本体4,700円＋税10％）

月刊レジデントノートの
わかりやすさで，1つのテーマを
より広く，より深く解説！

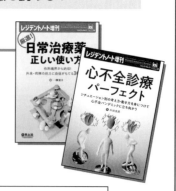

年間定期購読料（国内送料サービス）

・通常号 (月刊)　　　　　　　　　　　定価 26,400円（本体24,000円＋税10％）
・通常号 (月刊) ＋WEB版 (月刊)　　　定価 30,360円（本体27,600円＋税10％）
・通常号 (月刊) ＋増刊　　　　　　　　定価 57,420円（本体52,200円＋税10％）
・通常号 (月刊) ＋増刊＋WEB版 (月刊)　定価 61,380円（本体55,800円＋税10％）
　URL：www.yodosha.co.jp/rnote/

発行　羊土社 YODOSHA

〒101-0052　東京都千代田区神田小川町2-5-1　TEL 03(5282)1211　FAX 03(5282)1212
E-mail：eigyo@yodosha.co.jp
URL：www.yodosha.co.jp

ご注文は最寄りの書店，または小社営業部まで